高等院校医学实验教学系列教材

SPSS 软件与应用

主　编　王在翔　崔庆霞
副主编　吕军城　李望晨　王胜男
编　委　(以姓氏笔画为序)
任艳峰　刘成凤　刘晓丽
范俊杰　唐云锋

科 学 出 版 社
北 京

内 容 简 介

本书是全国高等院校医学实验教学规划教材,是一本面向21世纪融统计学方法知识点与SPSS操作实现为一体的SPSS的综合实验教材。本书内容包括SPSS的数据编码、录入与保存,SPSS的数据预处理,数据资料的描述性分析,总体均值的参数假设检验,方差分析,非参数假设检验,列联表资料的检验,资料的相关性分析,回归分析,Logistic回归分析,生存分析,因子分析,信度分析与效度分析,聚类分析与判别分析,对应分析共15章,涵盖了绝大部分统计学方法及其SPSS的操作实现。本书不以详尽的演示教程为目标,而是以必要、实用、够用为原则,通过实际案例,结合作者多年的教学及科研实践经验安排内容,力争做到让读者了解各种统计学方法和原理,掌握其适用对象和基本操作,提高利用统计学方法解决实际问题的能力。

本书可作为高等院校公共卫生与预防医学、统计学(医药院校)、药学、生物学、生物医学工程、心理学等学科相关专业本科生或研究生的教材,也可作为具有初步统计学基础的各类工作人员、高年级本科生及研究生的学习与科研指导用书。

图书在版编目(CIP)数据

SPSS软件与应用/王在翔,崔庆霞主编.—北京:科学出版社,2015.1

ISBN 978-7-03-043057-1

Ⅰ.S… Ⅱ.①王… ②崔… Ⅲ.医学统计-统计分析-软件包-医学院校-教材 Ⅳ.①R195.1-39

中国版本图书馆CIP数据核字(2015)第013793号

责任编辑:胡治国/责任校对:张怡君

责任印制:李 彤/封面设计:范璧合

科学出版社 出版

北京东黄城根北街16号

邮政编码:100717

http://www.sciencep.com

北京凌奇印刷有限责任公司 印刷

科学出版社发行 各地新华书店经销

*

2015年1月第 一 版 开本:787×1092 1/16

2022年7月第七次印刷 印张:11

字数:257 000

定价:45.00元

(如有印装质量问题,我社负责调换)

前　言

SPSS统计软件目前已经成为非统计专业人士进行统计分析的首选工具，是国际公认的最优秀的统计分析软件包之一，在国际学术界有条不成文的规定，凡是用SPSS和SAS等著名软件包分析的结果，在国际学术交流中可以不必说明算法，可见其权威性和信誉度之高。

统计学方法和SPSS软件在实际工作中是分工协作、优势互补的两种工具，统计学方法的作用主要体现在培养统计的思维能力，掌握统计学方法的适用条件和应用范围，学会正确解释与表达数据结果的统计学意义，并结合实际的专业问题得出恰当的结论；而SPSS软件的作用则是针对实际问题选择适当的统计学方法，进行简单操作设置，将统计学方法中复杂的统计公式及计算过程作为暗箱，直接实现数据结果的呈现。所以要处理好两者的关系，没有一定的统计学基础，SPSS软件的学习就成了无源之水，如果不能熟练掌握一种统计软件，统计学方法的应用将会很困难。

理解统计学方法的原理、应用条件及适用范围，掌握其统计软件的操作实现方法及结果解读与呈现，是利用统计学方法解决实际问题必须具备的基本技能。为此，本书对每个统计学方法的内容都是按照统计学知识、实例分析、思考题及实验案例的模式设计的：统计学知识部分简要介绍统计学方法的基本原理、应用条件及适用范围等必备的统计学知识；实例分析部分是通过实验目的、操作步骤及主要结果与分析三个环节，对解决实际案例的目的、SPSS的具体操作实现以及分析结果的解读等进行有针对性的介绍；思考题部分旨在为读者提出几个相应方法的思考点，强化对该方法的理解；实验案例部分是供读者操作实验用的实际案例，本书所选用的实例和实验案例主要来源于公共卫生、生物医学及心理学等领域，具有较强的示范性。

本书的撰写不以详尽的演示教程为目标，而是以必要、实用、够用为原则，结合作者多年的教学及科研实践经验安排内容。在实例部分的操作步骤模块中，安排了“变量基本要求”“菜单操作”及“界面参数设置”三个环节，将必要的、常用的内容放入其中，尽量做到简明扼要、易懂和实用。为便于读者熟悉统计学的英语词汇或直接采用英文界面操作，本书演示实例所用菜单及按钮等名称都附带英文。

SPSS软件版本较多，考虑到其功能、占用空间、运行速度及汉化等因素，本书选用各方面都较为出色的 SPSS 17.0 中文单机版为操作演示版本。

本书的撰写得到了潍坊医学院教务处和公共卫生学院领导和老师的大力支持和帮助,在此表示真诚的谢意。

本书的撰写参照或引用了本学科的有关文献资料,在此对这些参考文献的作者致以衷心感谢。同时,敬请读者对本书的不足之处给予指正。

王在翔

2014 年 6 月于潍坊

目　录

第1章　SPSS数据编码、录入与保存

1.1　SPSS简介

一、SPSS的发展

SPSS是世界上最早的统计分析软件，开始是美国斯坦福大学的研究生Norman H. Nie为解决社会学研究中的统计分析问题，和其他两位合作者一起开发的一个用于大型机的统计软件包Statistical Package for the Social Sciences，即“社会科学统计软件包”，简称SPSS。其主要发展历史如下：

1968年，于美国斯坦福大学诞生第一个用于大型机的统计软件包SPSS。

1975年，于芝加哥成立SPSS公司总部。

1984年，推出用于个人计算机的SPSS/PC+。

1992年，推出Windows版本，并且自SPSS 11.0起，全称改为Statistical Product and Service Solutions，即“统计产品和服务解决方案”，仍简称SPSS。

2008年，推出“统计产品和服务解决方案”的最终版本SPSS 17.0（多国语言版）。

2009年，SPSS公司宣布重新包装SPSS产品线，产品定位为预测统计分析软件（Predictive Analytics Software，PASW），包括四部分：PASW Statistics，统计分析（即18.0）；PASW Modeler，数据挖掘；Data Collection Family，数据收集；PASW Collaboration and Deployment Services，企业应用服务。

2010年，SPSS被IBM公司以12亿美元收购，各子产品名称前面不再是PASW，而是统一加上IBM SPSS字样，统计分析部分推出IBM SPSS Statistics 19.0，目前最新版本是22.0。

本教材以SPSS的单机标准版SPSS 17.0中文版为蓝本，介绍SPSS的应用与操作。

二、SPSS的特点与功能

SPSS软件包是国际公认的最优秀的统计分析软件包之一，在国际学术界有条不成文的规定，凡是用SPSS和SAS等著名软件包分析的结果，在国际学术交流中，可以不必说明算法，可见其权威性和信誉度之高。

SPSS操作界面是世界上最早采用图形菜单驱动图形界面的统计软件，最突出特点就是操作界面友好，输出结果美观漂亮。它将几乎所有的功能都以统一、规范的图形界面展现出来，使用Windows的窗口方式展示各种管理和分析数据方法的功能，对话框展示出各种功能选择项。

SPSS采用类似Excel表格的方式输入与管理数据，数据接口较为通用，能方便地从其他格式数据（如Excel、txt、dbf）中读入数据；统计过程包括绝大部分常用的较为成熟的统计分析方法；输出结果清晰直观、易学易用，以专用的SPO格式存储，可以转存为HTML格式和文本格式。

用户只要掌握一定的 Windows 操作技能,粗通统计分析原理,就可以使用该软件为特定的科研工作服务,所以 SPSS 是非统计专业人士的首选统计分析工具。当然,对于熟悉编程运行方式的用户,SPSS 还特别设计了语法生成窗口,用户只需在菜单中选择各个选项,然后单击"粘贴"按钮就可以自动生成标准的 SPSS 程序,极大地方便了中高级用户。

SPSS 的基本功能包括数据管理、统计分析、图表分析、输出管理等。SPSS 统计分析过程包括描述性统计、均值比较、一般线性模型、广义线性模型、相关分析、回归分析、对数线性模型、分类分析、降维分析、生存分析、时间序列分析、多重响应等多个大类,每类中又分为多个统计过程,每个统计过程中允许用户选择不同的方法及参数。

SPSS 也有一些缺陷,如输出结果虽然简洁,但是很难与一般办公软件如 Office、WPS 等直接兼容,不能用 Word 等常用文字处理软件直接打开,只能采用复制、粘贴的方式加以交互;中文版的某些词汇翻译不恰当甚至有误;统计分析功能与 SAS 等统计软件相比也有一定欠缺。但 SPSS 软件包因其操作简单,便于掌握,已经在医药卫生领域、调查统计行业、市场研究行业、政府和企业的数据分析等领域占有重要地位,是一款经典的统计分析工具。

三、SPSS 17.0 界面与菜单

SPSS 17.0 中文版主界面如图 1-1 所示。

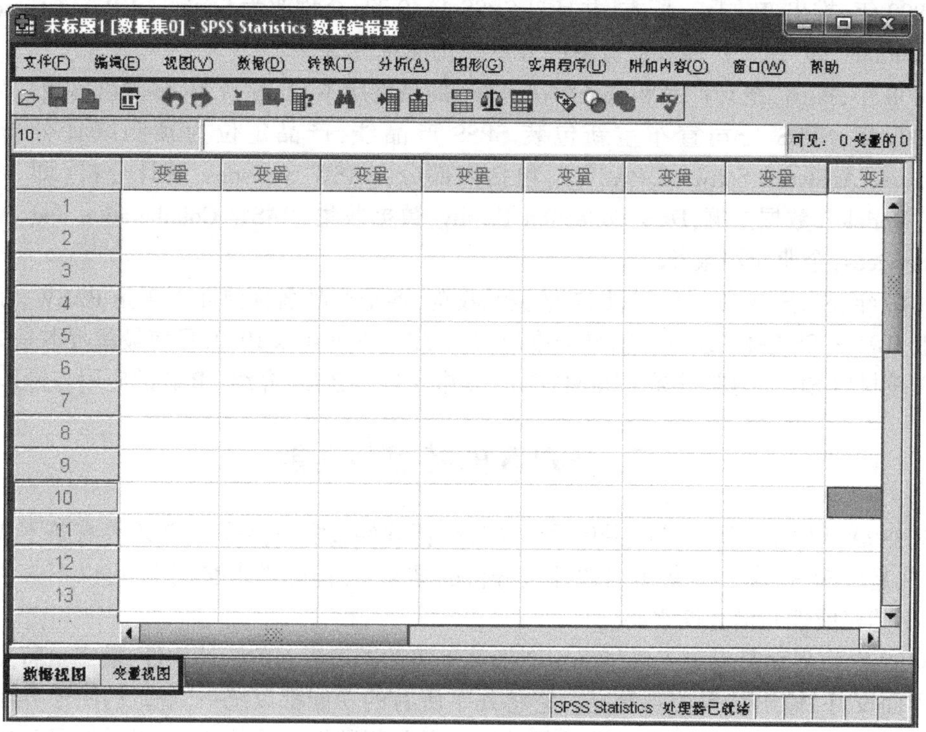

图 1-1 SPSS 17.0 中文版主界面

SPSS 17.0 主菜单共有 11 个,菜单名称及主要功能如下:

文件(File):文件新建、打开、保存、打印等。

编辑(Edit):文本内容的选择、复制、剪贴、寻找和替换等。

视图(View):主界面中工具视图的开关。

数据(Data):变量定义,个案的选择、排序、标识;变量的加权、汇总,文件的合并、拆分、转置,正交设计等。

转换(Transform):变量的数值计算、赋值处理、缺失值替代、随机数生成、时间序列的创建等。

分析(Analyze):这是软件的核心菜单,包括各种常用统计学分析方法,如描述性分析、各种假设检验方法、各种方差分析、相关性分析、各种回归分析、聚类与判别分析、因子分析与对应分析、生存分析、时间序列预测分析等。

图形(Graphs):各种统计图的制作,如散点图、饼图、条形图、直方图、箱图等。

实用程序(Utilities):提供用户的各种选项,如变量定义时的默认选项、变量注释、定义输出标题、窗口设计等。

附加内容(Adds-ons):一般为空。

窗口(Windows):窗口的排列、选择、显示等。

帮助(Help):帮助文件的调用、查寻、显示,软件版本信息等。

四、SPSS工作步骤

SPSS是一款专业性较强的统计软件,学习和应用时必须了解和掌握必要的统计学基础知识,只有这样才能避免滥用和误用,避免因引用偏差甚至错误的分析结果而作出错误决策。

统计学方法和SPSS软件在实际工作中是分工协作、优势互补的两种工具,学习统计学方法旨在培养统计的思维能力,重点掌握基本统计学方法的适用条件和应用范围,学会正确解释与表达数据结果,并结合实际专业问题得出恰当的结论;而统计软件的作用是选择适当的统计学方法,通过简单操作设置,将统计学中复杂的数学公式及计算作为暗箱,直接实现数据结果的呈现,所以要处理好两者的关系。没有一定的统计学基础,统计软件的学习就成了无源之水,如果不能熟练掌握一种统计软件,统计学方法的应用将会很困难。

SPSS处理实际问题的一般步骤如下:

(1) SPSS数据的准备:对原始数据资料进行分析,制定数据的编码方案,录入数据,合并数据文件,保存数据文件等。

(2) 数据的加工整理:数据的筛选、缺失值处理、纠错及新数据变量的生成等。

(3) 数据的统计分析:根据加工整理后的数据特点及实际分析的需要,选择适当的统计学方法进行分析。

(4) 数据结果的解读和呈现:对统计分析的数据结果,解释其统计学意义,再结合问题的实际意义呈现出通俗表达的实际结论。

1.2　SPSS的数据编码

一、数据编码

数据编码是指将原始数据资料(如问卷、试验结果等)的问题转化为SPSS能够识别的变量,并明确变量个数、变量名称、变量类型及变量赋值方法等的规划过程。

原始数据资料的问题有多种类型,主要由其答案类型决定,同时也决定了SPSS中变量的个数及赋值方法。常见问题的类型如下：

（1）一般数值型问题：指每个个案中的问题答案是唯一的数值型数据，如身高、体重等。

（2）唯一选项数值型问题：指每个个案的问题答案是多选一的数值型数据，如家庭人口数是从1、2、3、4中选一个答案。值得注意的是，对于等级资料的多选一问题，一般也要归为这一类，如答案是优、良、中、差中的一个，这时在变量赋值时，通常根据实际需要确定一个赋值标准，对每个个案的答案赋予相应数值。

（3）一般字符型问题：指每个个案的问题答案是唯一的字符型数据，如姓名、籍贯等。

（4）唯一选项字符型问题：指每个个案的问题答案是多选一的字符型数据，如性别、学历等。

（5）限定多选项型问题：指每个个案的问题答案是由多个可选项中限定选择多于一个答案的数据。

（6）任意多选项型问题：指每个个案的问题答案是由所有选项中任意选定任何几个答案的数据。

（7）日期型问题：指每个个案中的问题答案是唯一的日期型数据，如出生日期等。

变量个数是指在不丢失原始数据的情况下，每个问题转变为 SPSS 数据时，需要变量的最少个数，通常由问题的类型所决定。

变量名称是指根据问题实际意义及变量个数，给变量起的名字，变量名称可以是汉字、英文和字母等。变量名不宜太长，但最好便于识别。

变量类型是根据变量取值的特点和统计分析的需要选定的，通常也是由问题的类型所决定的。最常见的三种变量类型如下：

数值型（Numeric）：可进行算术和逻辑比较运算的变量。

字符型（String）：不能进行算术和逻辑比较运算的变量。

日期型（Date）：变量取值是日期的变量，可进行加减运算。

变量赋值方法是指将原始数据资料的问题答案录入 SPSS 中作为变量取值的方法。

二、常见问题类型的数据编码

1. 一般数值型问题的编码　变量个数：1个；变量类型：数值型；变量赋值方法：将每个个案的数值直接录入。

2. 唯一选项数值型问题的编码　变量个数：1个；变量类型：数值型；变量赋值方法：按赋值标准将每个个案的选项赋值作为变量取值。

3. 一般字符型问题的编码　变量个数：1个；变量类型：字符型；变量赋值方法：将每个个案的字符直接录入。

4. 唯一选项字符型问题的编码　变量个数：1个；变量类型：数值型或字符型；变量赋值方法：按编码规则（一般以答案序号作为各答案的赋值），将每个个案的选项赋值作为变量取值。

5. 限定多选项型问题的编码　变量个数：限定选项的个数；变量类型：数值型或字符型；变量赋值方法：按编码规则（一般以答案序号作为各答案的赋值），依次将每个个案的各选项赋值分别作为各变量的取值。

6. 任意多选项型问题的编码　变量个数：所有选项的个数；变量类型：数值型或字符型；变量赋值方法：按编码规则（一般选中答案赋值为1，不选中答案赋值为0，若有多种选择需进行赋值编排），依次将每个个案的各选项赋值作为相应变量的取值。

7. 日期型问题的编码　变量个数:1个;变量类型:日期型;变量赋值方法:将每个个案的日期直接录入。

三、数据编码方案表的编制

对于一项调研指标较多、样本量较大的研究项目,在录入SPSS之前,先编制一张规范的数据编码方案表,将每个问题的变量个数、变量名称、变量类型及变量赋值方法等列在其中,是一项必需的工作程序,对保证数据录入的质量、统计分析的效率以及后期的保存与检索都有重要意义。

【实例分析】

[**实例1.1**]　对下面的"新型农村合作医疗基本信息调查问卷"编制编码方案表。

新型农村合作医疗基本信息调查问卷(简化)

1. 您的姓名:王俊。
2. 您的性别:√a. 男　b. 女
3. 您的出生日期:1980.06.06。
4. 您的学历:a. 初中及以下　b. 高中及中专　√c. 大专　d. 本科及以上
5. 您参加新农合至今约 8 年。
6. 您是通过何种途径了解新农合的(限选3项)?

√a. 电视　b. 广播　√c. 报纸　√d. 宣传　e. 其他

7. 您平时是否有常发病?

√a. 是　b. 否

8. 若有常发病,为哪些系统疾病?

√a. 呼吸系统　b. 消化系统　√c. 内分泌系统　d. 泌尿系统　e. 其他

9. 您对新农合的总体满意度如何?

a. 很高　b. 高　√c. 一般　d. 差　e. 很差

10. 您曾经对新农合抱怨过吗?

a. 经常抱怨　√b. 抱怨　c. 一般　d. 偶尔抱怨　e. 从没抱怨

新农合基本信息调查编码方案表如表1-1所示。

表1-1　新农合基本信息调查编码方案表

题号	变量名称	数据编码	变量类型	个案选项	变量赋值
1	姓名	按实际姓名录入	字符型	王俊	王俊
2	性别	1-男,0-女	数值型	男	1
3	出生日期	按实际日期录入	日期型	1980.06.06	1980.06.06
4	学历	1-初中及以下,2-高中及中专,3-大专,4-本科及以上	数值型	大专	3
5	参加新农合年数	按实际年数录入	数值型	8	8
6	新农合途径1	1-电视,2-广播,3-报纸,4-宣传,5-其他	数值型	电视	1
6	新农合途径2	1-电视,2-广播,3-报纸,4-宣传,5-其他	数值型	报纸	3
6	新农合途径3	1-电视,2-广播,3-报纸,4-宣传,5-其他	数值型	宣传	4
7	是否有常发病	1-是,0-否	数值型	是	1
8	呼吸系统疾病	1-有,0-无	数值型	呼吸系统	1
8	消化系统疾病	1-有,0-无	数值型		0

续表

题号	变量名称	数据编码	变量类型	个案选项	变量赋值
8	分泌系统疾病	1-有,0-无	数值型	内分泌系统	1
8	泌尿系统疾病	1-有,0-无	数值型		0
8	其他疾病	1-有,0-无	数值型		0
9	新农合满意度	10-很高,8-高,6-一般,4-差,0-很差	数值型	一般	6
10	新农合抱怨	0-经常抱怨,2-抱怨,4-一般,7-偶尔抱怨,10-没抱怨	数值型	抱怨	2

1.3 SPSS 数据的录入和保存

SPSS 数据的录入通常有两种方式,一是在 SPSS 数据管理窗口中新建数据文件,二是打开已存在的 SPSS 数据文件(. sav)或其他类型(如 . xls、. txt、. dbf 等)的数据文件;同样,也可保存为 SPSS 的数据文件(. sav)和其他数据文件(如 . xls、. txt、. dbf 等)。

一、在 SPSS 数据管理窗口新建文件

在 SPSS 数据管理窗口新建文件需要变量定义和数据输入两个环节:首先根据编码方案进行变量的定义,依次对变量的名称、类型、宽度、小数点位数、值标签、缺失值等分别进行定义和设置;其次按照编码方案依次录入各个案对应变量的赋值。

(一) 变量定义

进入 SPSS 主界面,单击左下角"变量视图(Variable View)"项,进入变量定义界面,如图 1-2 所示。

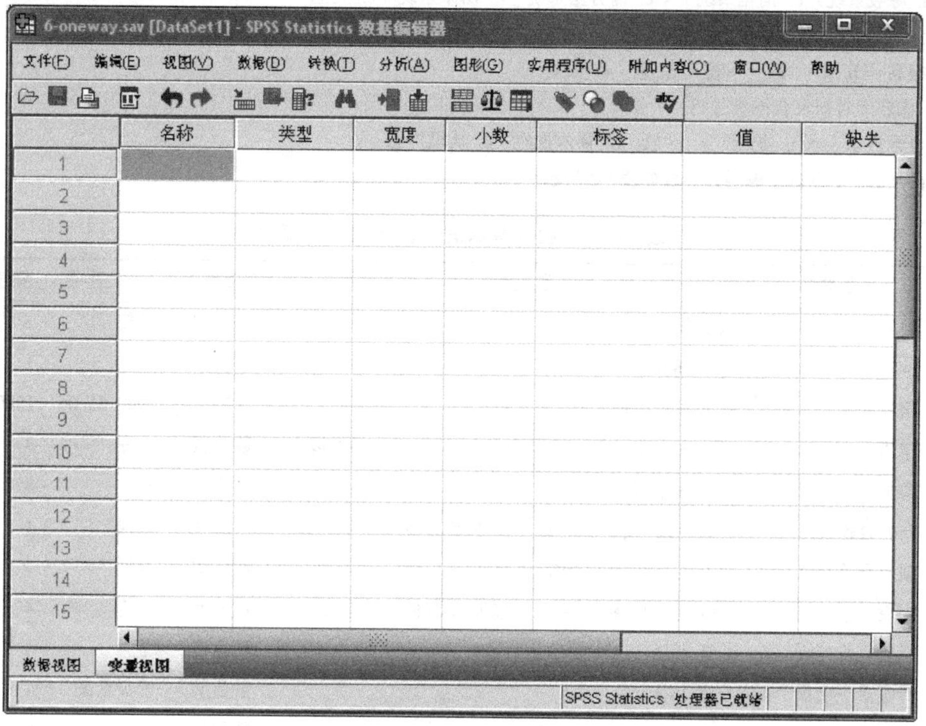

图 1-2 变量定义界面

1. 变量名称(Name)　SPSS 17.0 对变量名称长度没有要求,但不宜太长,可以用汉字、英文、字母等作为文件名,但首位字符不能为数字或诸如"?""、"等特殊字符。

2. 变量类型(Type)　SPSS 提供了 8 种变量类型,如图 1-3 所示。

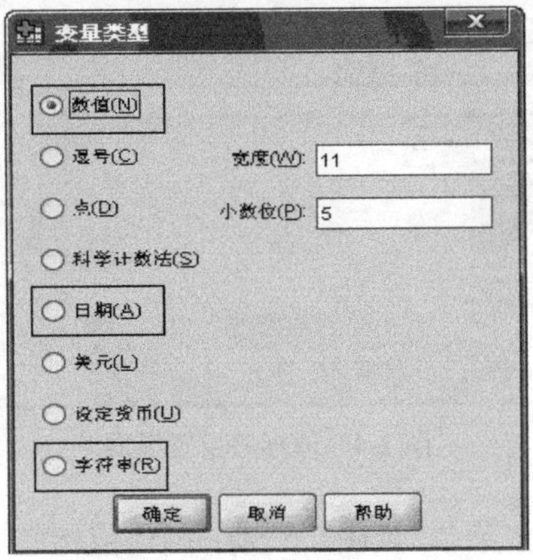

图 1-3　变量类型设置界面

最常用的变量类型有 3 种:

数值型(Numeric):可以同时定义变量取值的宽度(Width)和小数位数(Decimal Places),默认为 8 位宽度,2 位小数。变量的宽度和小数位数都是根据变量取值的实际情况确定的。

字符型(String):可以定义字符长度以便输入字符。

日期型(Date):可从系统提供的日期格式中选择自己需要的。如选择 yy/mm/dd 类型,则录入数据时必须按照该格式,如录入 1990 年 6 月 12 日需要输入 90/06/12,显示时也是这个格式。当然,各种日期格式可以自动转换,只需对日期型变量重新选择一个新格式,则以前的日期格式可以自动转换成新格式,新录入日期数据时应该按新的格式输入。

其余 5 种变量类型实质上都属于数值型,只不过显示的格式不同。

货币型(Dollar):可从系统提供的格式中选择自己需要的,并可以定义数值宽度和小数位数,显示形式为数值前带有 $,如 $669.38。

加显逗号型(Comma):整数部分每 3 位数加一个逗号,其余同数值型,如 13896.126 显示为 13,896.126。

三位加点型(Dot):以整数形式显示,每 3 位加一点(但不是小数点),可定义小数位数,但都显示 0,且小数点用逗号表示。如 8.2645 显示为 8.2645,0000(实际是 82645E-4)。

科学记数型(Scientific Notation):可以定义数值宽度和小数位数,在数据管理窗口中以指数形式显示。例如,定义数值宽度为 10,小数位数为 3,945.698 显示为 9.457E+002。

常用型(Custom Currency):显示为整数部分每 3 位加一个逗号,用户可定义数值宽度和小数位数。例如,72745.678 显示为 72,745.678,同加显逗号型。

3. 变量标签(Label)　用于定义变量名称的标签,一般用于说明变量名称的实际含义,在某些结果表格中变量名称将会以变量标签显示,所以要慎用。

4. 值标签(Values)　用于定义变量值及其代表的含义,一般当变量取值是多项选择时,常要设置值标签,以减少录入数据时出错的概率及方便数据的检查和纠错,同时在结果表格中变量取值也将会显示值标签。这也是直接利用 SPSS 录入数据相较导入其他格式数据的优势之一。值标签设置界面如图 1-4 所示。

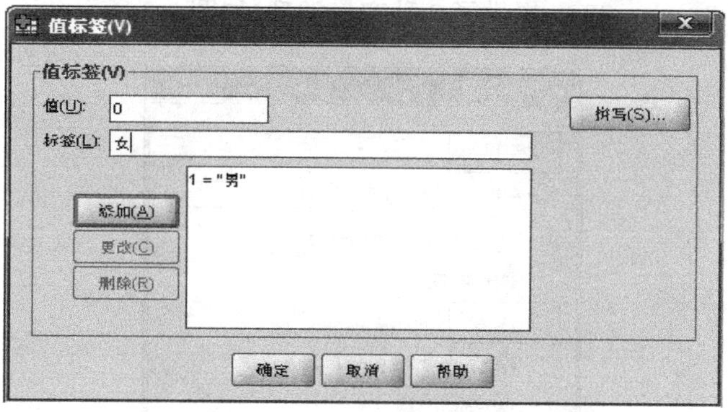

图 1-4　值标签设置界面

需要说明一点，在 SPSS 主菜单“视图”下，有一个“值标签”开关功能菜单，在数据编辑视图界面下有效，默认是关闭的，打开时输入的变量值显示设置的值标签。

5. 缺失值　在实际工作中，出于各种原因会出现部分个案数据缺失的现象，尤其对于数值型数据，处理不好可能会极大地影响最后的分析结果。在录入数值型数据时，如果数据框中不输入任何字符，则系统默认该值为缺失值，若输入任何数值，则系统将其作为正常值看待，除非进行缺失值设置。缺失值设置其实就是将缺失的数据用不同于变量正常值的数值标识出来，而且可以分类标识，系统分析时能够加以识别，如身高变量，若有缺失值，可用−1 标识。缺失值设置界面如图 1-5 所示。

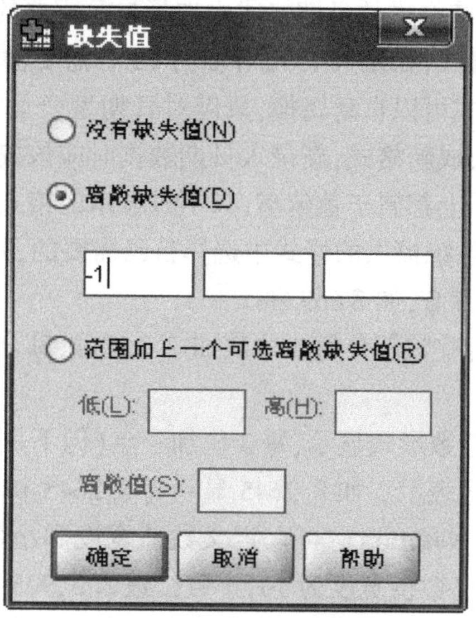

图 1-5　缺失值设置界面

【实例分析】

[实例 1.2]　按[实例 1.1]编制的“新型农村合作医疗基本信息调查问卷”编码方案进行变量定义。

[实验目的]　理解各种问题类型及其数据编码，掌握各种类型变量定义的 SPSS 操作。

［**操作步骤**］

界面选择：SPSS 主界面→ 变量视图。

界面操作：按上面介绍的方法依次在各行分别输入变量名称；然后设置变量类型及宽度，数值型变量还要设置小数位数；若变量取值是多项选择，一般要设置值标签；数值型变量若有缺失值，可以设置缺失值。

［**主要结果与分析**］　变量定义结果如图 1-6 所示。

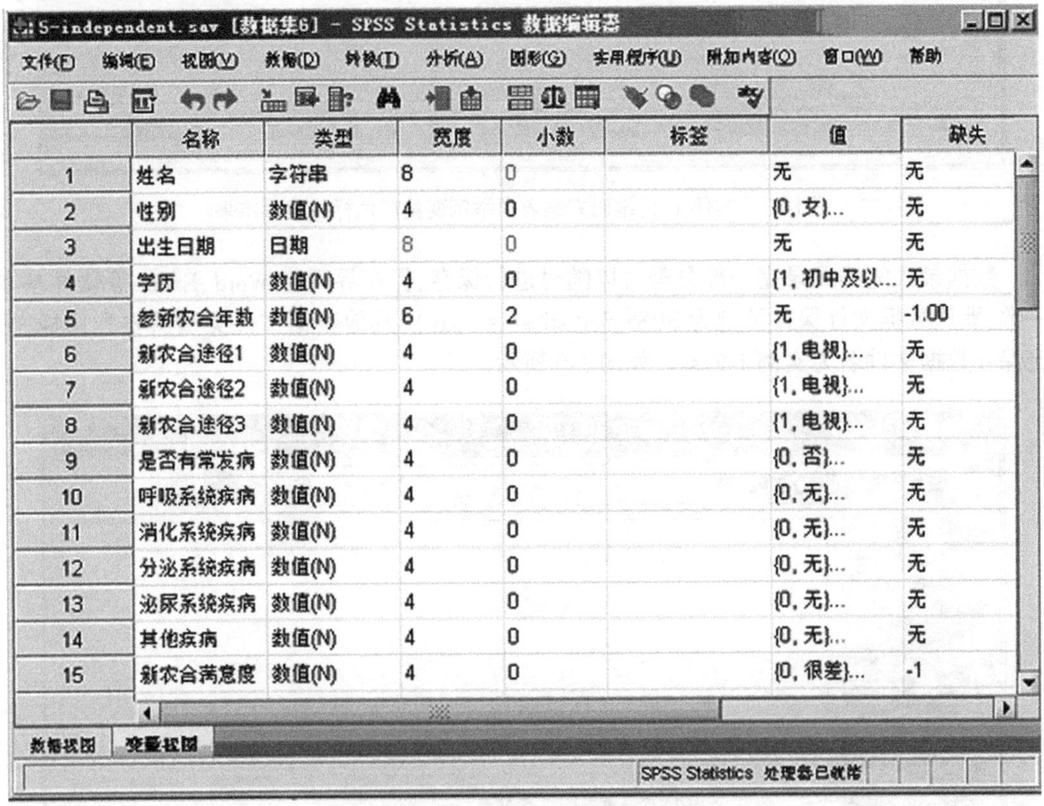

	名称	类型	宽度	小数	标签	值	缺失
1	姓名	字符串	8	0		无	无
2	性别	数值(N)	4	0		{0, 女}...	无
3	出生日期	日期	8	0		无	无
4	学历	数值(N)	4	0		{1, 初中及以...	无
5	参新农合年数	数值(N)	6	2		无	-1.00
6	新农合途径1	数值(N)	4	0		{1, 电视}...	无
7	新农合途径2	数值(N)	4	0		{1, 电视}...	无
8	新农合途径3	数值(N)	4	0		{1, 电视}...	无
9	是否有常发病	数值(N)	4	0		{0, 否}...	无
10	呼吸系统疾病	数值(N)	4	0		{0, 无}...	无
11	消化系统疾病	数值(N)	4	0		{0, 无}...	无
12	分泌系统疾病	数值(N)	4	0		{0, 无}...	无
13	泌尿系统疾病	数值(N)	4	0		{0, 无}...	无
14	其他疾病	数值(N)	4	0		{0, 无}...	无
15	新农合满意度	数值(N)	4	0		{0, 很差}...	-1

图 1-6　［实例 1.1］变量定义结果

（二）数据的录入与保存

进入 SPSS 主界面，单击“数据视图”项进入数据编辑界面，将［实例 1.1］编码方案表中个案选项的变量赋值录入，结果如图 1-7 所示。

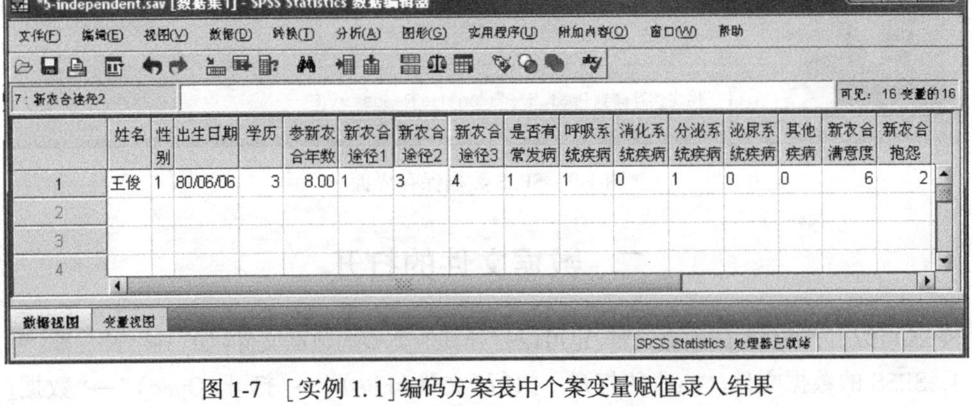

	姓名	性别	出生日期	学历	参新农合年数	新农合途径1	新农合途径2	新农合途径3	是否有常发病	呼吸系统疾病	消化系统疾病	分泌系统疾病	泌尿系统疾病	其他疾病	新农合满意度	新农合抱怨
1	王俊	1	80/06/06	3	8.00	1	3	4	1	1	0	1	0	0	6	2
2																
3																
4																

图 1-7　［实例 1.1］编码方案表中个案变量赋值录入结果

打开“视图”菜单,单击“值标签”开关,将显示值标签,如图 1-8 所示。

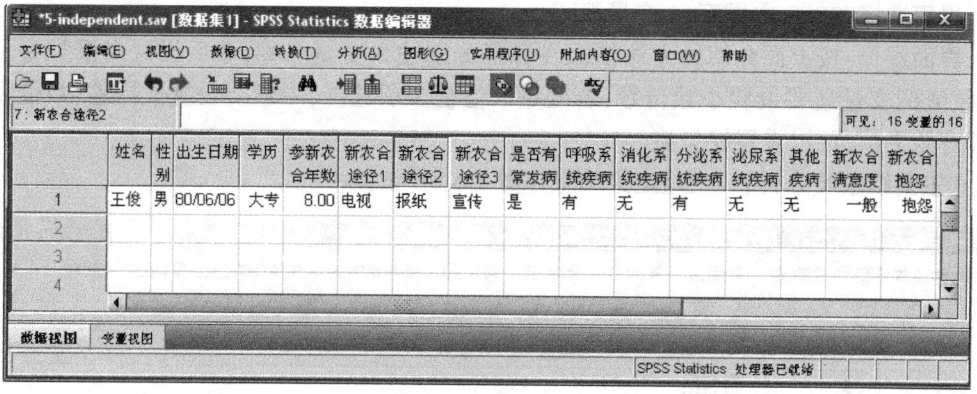

图 1-8　[实例 1.1]编码方案表中举例变量赋值标签显示结果

数据录入完毕或录完一部分都可以随时进行保存,保存界面与 Word、Excel 等软件基本一致,默认数据文件保存类型为 SPSS Statistics(*.sav),其他数据文件类型需要先选择,本例保存数据文件名为实例 1-2.sav,如图 1-9 所示。

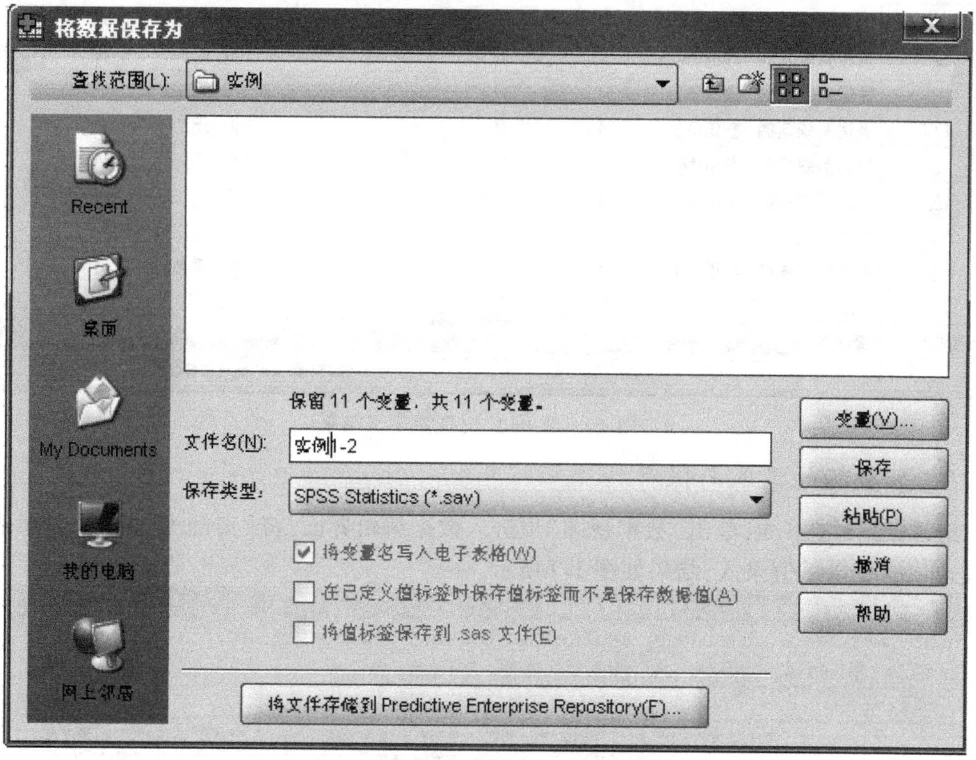

图 1-9　SPSS 数据保存界面

二、数据文件的打开

SPSS 可以打开 SPSS 的数据文件,也可以打开其他类型的数据文件(如 .xls、.txt、.dbf 等)。

1. SPSS 的数据文件(.sav)的打开　执行“文件(File)”→“打开(Open)”→“数据(Da-

ta)”菜单命令,后面的操作与 Word、Excel 等软件基本一致。

2. 其他类型数据文件的打开　不同的数据文件类型打开的方式和要求虽有差异,但大致过程是一致的,在这里以 Excel 的数据文件(.xls)为例,说明打开数据文件的过程和要求。

首先在打开 Excel 的数据文件之前,应调整好 Excel 数据的格式,并命名保存,退出 Excel。其格式要求很简单,即在 Excel 数据表中第一行对应各列值分别是 SPSS 的变量名称,从第二行起往后的数据都是各列对应变量的取值。

然后执行“文件”(File)→“打开”(Open)→“数据”(Data)菜单命令,出现打开文件界面,选择 Excel(.xls)文件类型,按提示操作就可以导入 Excel 的数据文件,数据导入之后,可以跟直接录入一样利用 SPSS 数据管理器进行修改和保存。

三、SPSS Statistics 查看器

SPSS 系统带有一个查看器,其主要作用是输出统计分析结果,并跟踪显示系统操作的语法。SPSS 的第一项操作结束后,系统会自动打开查看器,以后的操作语法及结果会自动添加到查看器窗口的后面,其内容可以进行编辑修改,也可以将表格、图像等复制、粘贴到 Word 等编辑器,如图 1-10 所示。

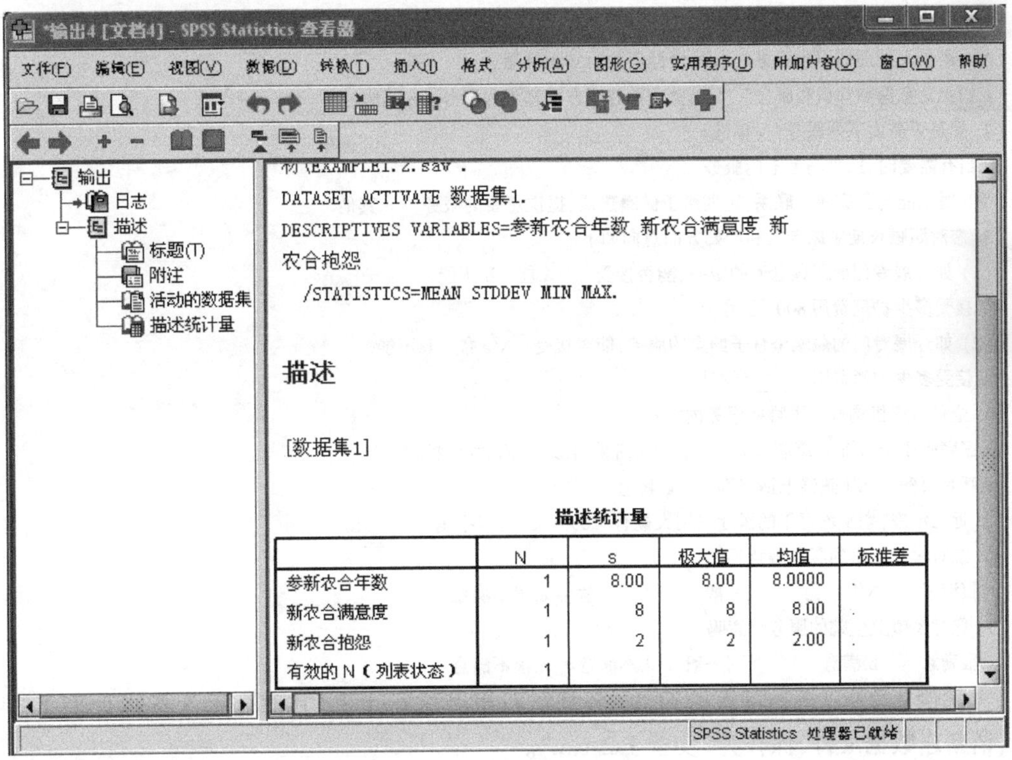

图 1-10　SPSS 结果查看器

【思考题】

1. 利用 SPSS 处理实际问题的步骤有哪些?
2. 数值型、字符型、多项选择型问题的数据编码一般如何进行?

3. 变量定义中值标签和缺失值的作用是什么？

【实验案例】

［**案例 1.1**］ 下面是一张农村社区卫生服务需求、利用及满意度现况调查表，试制作一个编码方案表，并按编码方案表新建数据文件，保存为“实验 1-1. sav”。

农村社区卫生服务需求、利用及满意度现况调查表

为了解农村社区居民卫生服务需求、利用及满意度现状，以便于分析其影响因素，并提出改进完善的措施，促进农村社区居民的身心健康。请积极配合本次调查，并请如实回答，您所提供的情况，我们将严格保密，衷心感谢您的合作！

请在“____”填上你的答案，在合适选项的标号上打“√”。

一、基本信息

1. 您所在县城：诸城市。

2. 您的体重(kg)：74。

3. 您的出生日期：1976. 08. 09。

4. 您的性别：√a.男　b.女。

5. 您的文化程度：a.初中及以下　b.高中/中专　√c.大专　d.本科及以上。

6. 您每年家庭收入约为 60000 元，您个人每年收入约为 30000 元。

7. 您目前的婚姻状况：a.未婚　√b.已婚　c.丧偶　d.离婚。

二、专业信息

1. 目前家里最需要医生提供的服务是____(限选三项)？

√a.老年人护理知识和服务　√b.慢性病防治知识和服务

c.妇女儿童保健知识和服务　√d.看病和健康方面知识和服务　e.其他

2. 您是否需要下列服务？(单选)

a.当有需要时，医生马上上门服务

√b.医生能与我家建立联系，定期给予健康建议，提供想要的服务　c.其他

3. 您对照顾长期卧床老人和产妇方面意向如下。

(1) 如开展专门的照顾老人的服务，能否接受　√a.能　b.不能

能接受多少护理费用 800 元/月。

(2) 如开展专门的照顾坐月子妇女的服务，能否接受　√a.能　b.不能

能接受多少护理费用______元/月。

4. 全科医疗机构开展了哪些服务内容？

a.家庭病床　√b.户籍制保健　√c.简易门诊　√d.社区护理

e.呼叫服务　√f.热线电话咨询　g.其他

5. 近三年来，您平均每年的医疗费用大概有 2000 元，可以报销______元。

6. 您对村卫生室的服务满意吗？

a.很满意　√b.满意　c.一般　d.不满意　e.很不满意

7. 您对乡镇卫生院的服务满意吗？

a.很满意　b.满意　√c.一般　d.不满意　e.很不满意

［**案例 1.2**］ 已知某医院对 20 名肾结石患者进行手术，其部分手术指标如表 1-2 所示，请新建数据文件，保存为“实验 1-2. sav”。

表 1-2　某医院 20 名肾结石患者部分手术指标

编号	性别	肾周积液	结石表面积	手术时间	灌注量	肾部位	结石侧肾盂压力
1	女	有	69. 08	115	7400	上段	105. 32
2	男	有	43. 18	45	4500	上段	110. 63

续表

编号	性别	肾周积液	结石表面积	手术时间	灌注量	肾部位	结石侧肾盂压力
3	女	有	112.26	56	4900	上段	170.85
4	男	有	91.89	90	3500	上段	120.64
5	男	有	27.48	80	5000	上段	130.65
6	女	有	141.30	65	7000	上段	140.58
7	男	有	91.85	78	4700	上段	132.64
8	女	有	77.72	85	6000	上段	160.53
9	女	无	81.68	60	1000	上段	135.65
10	男	无	37.70	90	2300	上段	152.12
11	女	无	65.94	58	3600	中段	67.83
12	女	无	105.98	110	4300	中段	75.68
13	女	无	27.49	90	800	中段	90.83
14	女	无	70.65	40	1500	中段	110.64
15	男	无	290.28	30	2000	中段	100.74
16	女	无	68.78	55	4500	中段	96.72
17	女	无	42.39	60	3800	中段	109.45
18	女	无	49.46	50	3000	中段	96.56
19	男	无	56.52	55	1800	中段	89.89
20	女	无	98.91	48	2600	中段	80.73

第 2 章　SPSS 的数据预处理

在数据文件建立完成后，进行数据统计分析前，一般先要对数据进行必要的加工和整理，即预处理，有时甚至需要对数据进行多次反复加工处理，以满足对数据进行高层次深入分析的需要。SPSS 的数据预处理有“数据（Data）”和“转换（Transform）”两个主菜单，两者功能各有侧重。

2.1　数据菜单的预处理

“数据”菜单主要倾向于对整个数据文件进行处理操作，常用的预处理命令有：合并文件（Merge Files）、排序个案（Sort Cases）、分类汇总（Aggregate）、加权个案（Weight Cases）等。

一、合 并 文 件

合并文件就是将两个或者多个 SPSS 数据文件合并为一个数据文件的处理命令，主要包括添加个案和添加变量两个过程。

添加个案（Add Cases），也称为纵向合并，常用于各数据文件变量属性及数目一致的情况下，合并各数据文件的个案。一般地，在录入数据时，如果样本量较大，由一个人单独录入不仅工作量大，而且数据的准确度也难以保证，此时可先统一做好文件的数据结构，多人同时分批录入，最后利用添加个案过程实现合并。

需要注意的是，添加个案合并只能两两进行，在合并过程中，两个数据文件的对应变量会自动验证一致性，并给出验证结果。

添加变量（Add Variables），也称为横向合并，常用于各数据文件个案数一致的情况下，合并各数据文件的变量。一般地，在录入数据时，如果变量较多，可由多人分别建立数据文件，各自录入部分变量，最后利用添加变量过程实现合并。

需要注意的是，添加变量合并时也只能两两进行，在合并过程中，两个数据文件会自动验证变量是否重复，并给出验证结果。另外，添加变量合并可以设置一个或多个两个数据文件共有的变量为关键变量，作为两个数据文件合并的依据。

二、排 序 个 案

排序个案是将已经录好的数据文件按照某个或某几个变量进行排序。在进行多个变量排序时，第一个排序的变量为主排序变量，第二个指定的排序变量为第二排序变量，以此类推。多变量排序是指按照所选变量的先后进行依次排序，即首先按照主排序变量进行排序，然后在此基础上对具有相同主排序变量的数据按照第二排序变量排序，以此类推，直至排序结束。

对数据进行排序有助于发现数据的缺失值、最大值、最小值，计算极差，粗略地了解所分析数据的离散程度，同时能发现异常值。

需要注意的是，排序是对整个数据文件进行排序，并不是针对单个变量；多变量排序时需要注意排序变量的顺序，不同的变量顺序，排序结果不同；排序完成保存后，原有数据顺序被打乱，如果没有标识时间或顺序的变量，则很难再恢复到原始数据状态。

三、分类汇总

分类汇总是指对分析的数据文件按照某一变量分类，然后进行汇总计算。在数据分析的过程中，分类汇总是经常用到的。

需要注意的是，分类汇总类似数据的排序，可以同时按照多个类别进行汇总，依次称为主分类变量、第二分类变量等。

四、加权个案

加权个案常用于计数变量的分析，加权的变量多为频数变量，常见于列联表资料和等级资料，加权后的变量值被当做频数处理。

需要注意的是，加权的变量中可以是分数，但不得有0、负数或者缺失值，若出现则该个案将被排除在分析之外；一旦对数据进行加权，如果不取消，则在以后的所有分析中加权均有效。

菜单操作：执行"数据"→"加权个案"菜单命令，界面如图2-1所示。

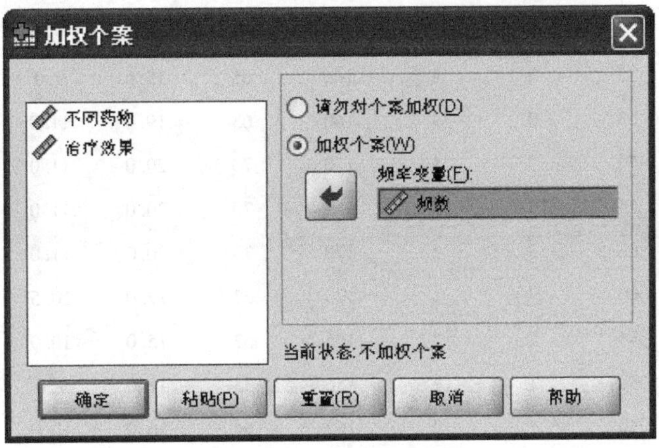

图2-1　加权个案界面

操作中，只需选中"加权个案(Weight Cases by)"单选按钮，将频数变量选入"频数变量(Frequency Variable)"框，单击"确定(OK)"按钮。

【实例分析】

[实例2.1]　某医院2012年11月和12月泌尿科室测量的各15例病人各项基本情况及体征指标如表2-1和表2-2所示。

表 2-1　2012 年 11 月 15 例病人指标数据

病人编号	分组	年龄	年龄组	性别	身高	体重	收缩压	舒张压	心率	心电图
01	2	60	3	1	174	65	17.0	9.0	68	1
02	1	33	1	2	164	54	13.0	10.0	79	1
03	2	24	1	2	161	53	15.0	8.0	76	0
04	1	34	1	1	168	68	16.0	10.0	60	0
05	2	26	1	1	177	80	18.0	10.0	70	1
06	1	65	3	2	160	70	18.0	10.0	70	1
07	2	18	1	1	170	60	17.0	10.0	80	0
08	1	64	3	1	167	51	22.0	8.0	77	1
09	1	64	3	1	178	75	21.0	9.0	73	0
10	2	29	1	1	180	80	20.0	11.0	90	0
11	1	32	1	1	175	74	18.0	10.0	63	0
12	1	64	3	1	172	75	21.0	12.0	82	0
13	2	46	2	2	163	58	16.0	10.0	65	0
14	1	63	3	1	180	80	20.0	11.0	73	1
15	1	64	3	1	173	64	15.0	8.9	77	1

表 2-2　2012 年 12 月 15 例病人指标数据

病人编号	分组	年龄	年龄组	性别	身高	体重	收缩压	舒张压	心率	心电图
16	2	35	2	2	166	65	15.0	9.0	80	0
17	1	63	3	2	160	63	19.0	11.0	90	1
18	2	50	3	1	170	70	20.0	11.0	97	0
19	2	55	3	1	168	70	20.0	11.0	75	0
20	1	62	3	1	170	73	20.0	11.0	80	0
21	2	60	3	1	170	62	17.0	10.5	60	0
22	1	44	2	2	166	62	15.0	10.0	76	0
23	1	30	1	2	156	55	11.0	7.0	78	0
24	2	28	1	2	162	64	16.0	10.0	77	0
25	2	62	3	2	158	78	16.0	10.0	86	0
26	2	53	3	2	155	78	13.0	9.0	80	0
27	1	48	2	2	162	66	18.0	12.0	84	0
28	1	32	1	2	163	66	19.0	12.0	80	0
29	2	30	1	2	164	67	15.0	10.0	77	0
30	2	31	1	2	156	58	16.0	11.0	65	0

试进行如下预处理操作：

(1) 将表 2-1 和表 2-2 的数据分别建立文件名为“实例 2-1-1. sav”和“实例 2-1-2. sav”的数据文件，然后将两者合并，并将结果另存为文件名为“实例 2-1. sav”的文件。

(2) 对“实例 2-1. sav”中的数据，按照变量“分组”升序和“年龄”降序进行复合排序，并将结果另存为文件名为“实例 2-1-3. sav”的文件。

(3) 对“实例 2-1. sav”中的数据，以变量“年龄组”为分组变量，计算不同年龄组的身高、体重、年龄的均值以及收缩压、舒张压、心率的中位数，并将结果另存为文件名为“实例 2-1-4. sav”的文件。

[实验目的]　理解“数据”预处理常见命令的作用，掌握数据合并、排序、分类汇总等处理命令的操作实现。

[操作步骤]

(1) 首先建立文件名为“实例 2-1-1. sav”和“实例 2-1-2. sav”的数据文件。

菜单操作：执行“文件(Files)”→“打开(Open)”→“数据(Data)”菜单命令，打开数据文件“实例 2-1-1. sav”；执行“数据(Data)”→“合并文件(Merge File)”→“添加个案(Add Cases)”菜单命令，打开的界面如图 2-2 所示。

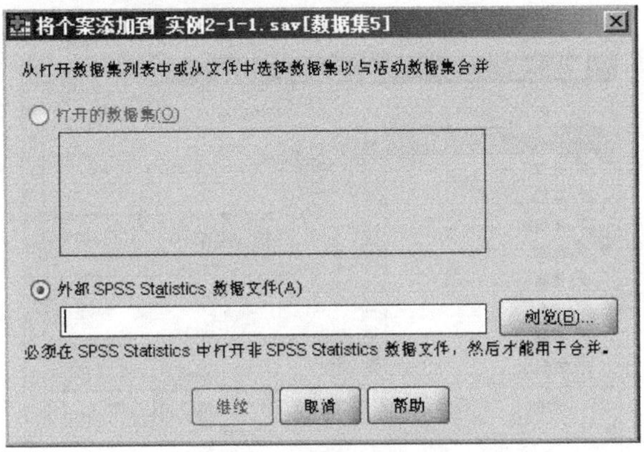

图 2-2　添加个案界面

界面参数设置：单击“浏览(Browse)”按钮，找到需要合并的数据文件“实例 2-1-2. sav”。单击“继续(Continue)”按钮，弹出的添加个案验证结果界面如图 2-3 所示。

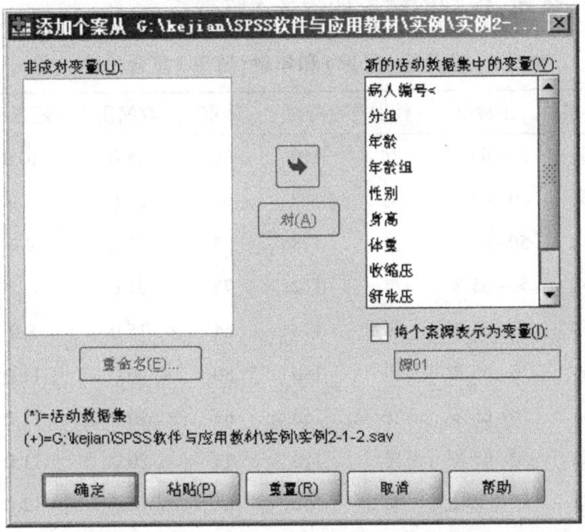

图 2-3　添加个案验证结果界面

其中,“新的活动数据集中的变量(Variables in New Active Dataset)”列表框中列出两个数据文件中的同名变量,系统默认同名变量具有相同的变量属性;“非成对变量(Unpaired Variables)”列表框中列出两个数据文件中的不同名变量,“(*)”“(+)”表明变量不同的来源,前者指当前的活动数据文件,后者指待合并的数据文件,系统默认不同名变量具有不同的属性。

对于变量名不同但属性相同的变量,可通过“对(Pair)”按钮来使得变量一致;“将个案源表示为变量(Indicate Case Source as Variable)”表示对合并后的数据文件个案标注其来源,同时产生新变量,变量取值为 0 或 1。

单击“确定”按钮,合并后的数据都显示在数据文件“实例 2-1-1. sav”中,另存为数据文件“实例 2-1. sav”。

(2) **菜单操作**:执行“数据(Data)”→“排序个案(Sort Cases)”菜单命令,弹出的界面如图 2-4 所示。

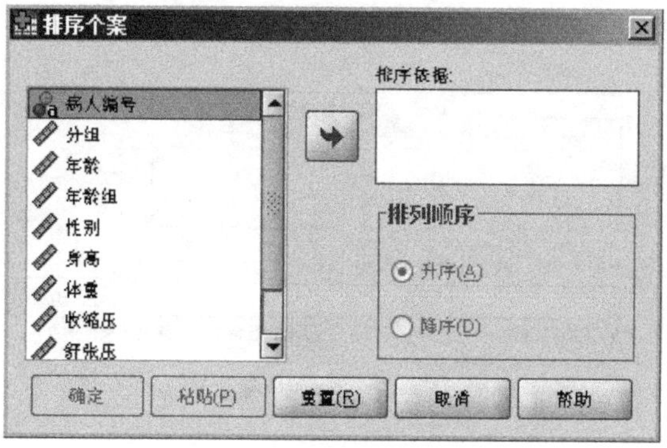

图 2-4　个案排序界面

界面参数设置:先将变量“分组”添加到“排序依据(Sort by)”列表框,选中“升序(Ascending)”单选按钮;再将变量“年龄” 添加到“排序依据”框,选中“降序(Descending)”单选按钮,最后单击“确定”按钮,得到的结果如表 2-3 所示。

表 2-3　按分组(升序)和年龄(降序)复合排序结果

病人编号	分组	年龄	年龄组	性别	身高	体重	收缩压	舒张压	心率	心电图
06	试验药	65	50~65 岁	女	160	70	18.0	10.0	70	异常
08	试验药	64	50~65 岁	男	167	51	22.0	8.0	77	异常
09	试验药	64	50~65 岁	男	178	75	21.0	9.0	73	正常
12	试验药	64	50~65 岁	男	172	75	21.0	12.0	82	正常
15	试验药	64	50~65 岁	男	173	64	15.0	8.9	77	异常
14	试验药	63	50~65 岁	男	180	80	20.0	11.0	73	异常
17	试验药	63	50~65 岁	女	160	63	19.0	11.0	90	异常
20	试验药	62	50~65 岁	男	170	73	20.0	11.0	80	正常
27	试验药	48	35 岁以上	女	162	66	18.0	12.0	84	正常
22	试验药	44	35 岁以上	女	166	62	15.0	10.0	76	正常
04	试验药	34	18 岁以上	男	168	68	16.0	10.0	60	正常

续表

病人编号	分组	年龄	年龄组	性别	身高	体重	收缩压	舒张压	心率	心电图
02	试验药	33	18 岁以上	女	164	54	13.0	10.0	79	异常
11	试验药	32	18 岁以上	男	175	74	18.0	10.0	63	正常
28	试验药	32	18 岁以上	女	163	66	19.0	12.0	80	正常
23	试验药	30	18 岁以上	女	156	55	11.0	7.0	78	正常
25	安慰剂	62	50~65 岁	男	158	78	16.0	10.0	86	正常
01	安慰剂	60	50~65 岁	男	174	65	17.0	9.0	68	异常
21	安慰剂	60	50~65 岁	男	170	62	17.0	10.0	60	正常
19	安慰剂	55	50~65 岁	男	168	70	20.0	11.0	75	正常
26	安慰剂	53	50~65 岁	女	155	78	13.0	9.0	80	正常

（3）**菜单操作**：执行“数据（Data）”→“分类汇总（Aggregate）”菜单命令，界面如图 2-5 所示。

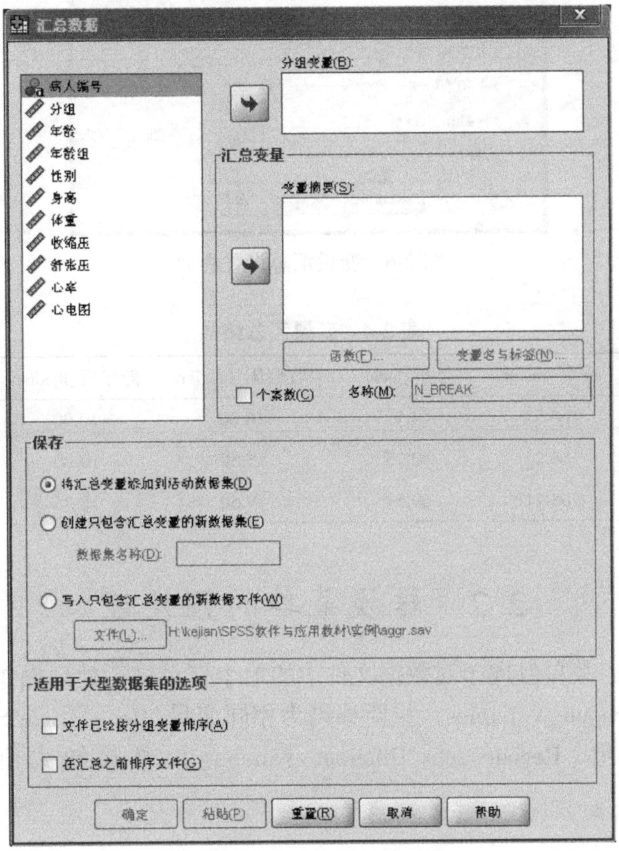

图 2-5　分类汇总界面

界面参数设置：将变量“年龄组”添加到“分组变量（Break Variables）”列表框，将变量“身高”“体重”“年龄”“收缩压”“舒张压”及“心率”添加到“变量摘要（Summaries Variables）”列表框；单击“函数（Function）”按钮，设置汇总变量的计算函数，如图 2-6 所示，每个汇总变量每次只能选择一个函数，系统默认为均值函数，本例设置“身高”“体重”及“年龄”的汇总函数为默认,设置“收缩压”“舒张压”及“心率” 的汇总函数为中值,单击“继续(Continue)”按钮;在“保存(Save)”区域选中“创建只包含汇总变量的新数据集(Create a New Dataset Containing Only the Aggregated Variables)”,数据集名称为“实例 2-1-4”,其他按默认设置,单击“确定”按钮,结果如表 2-4 所示。

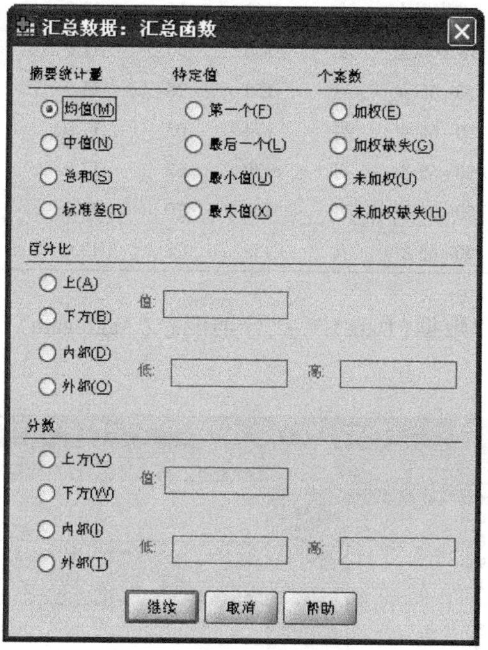

图 2-6　变量汇总设置界面

表 2-4　变量汇总结果

年龄组	年龄_mean	身高_mean	体重_mean	收缩压_median	舒张压_median	心率_median
1	28.92	166.33	64.92	16.00	10.00	77.00
2	43.25	164.25	62.75	15.50	10.00	78.00
3	60.64	168.21	69.57	19.50	10.25	77.00

2.2　转换菜单的预处理

转换(Transform)菜单倾向于对数据文件中的单个变量进行处理操作,常用的预处理命令有:计算变量(Compute Variables)、重新编码为相同变量(Recode into Same Variables)、重新编码为不同变量(Recode into Different Variables)、替换缺失值(Replace Missing Values)等。

一、计算变量

计算变量是预处理中应用较为广泛的一个处理命令,它不仅可以产生一个新变量,还可以利用各种数学表达式或函数给变量赋值,可以实现多方面的功能。

(1) 改变原始数据的分布形态。很多统计方法或模型对数据的分布类型有一定的要求,通过计算可以对原有数据的分布类型进行转换,如对数转换等。

(2) 产生新的变量、信息。通过变量之间的计算转换产生含有更丰富信息的新变量。

需要注意的是,计算变量针对的是整个变量,而不是单一的个案,每个个案都有自己的计算结果,计算的结果会作为一个新变量保存在数据文件中,并且该变量的数据类型与计算结果一致。

二、变量重新编码

在实际问题中,问题的答案可能是正向的,也可能是负向的,因此不同问题的答案与实际赋值可能方向不同,需要转换为同一方向;或有些连续变量希望输出频数分布表,需要进行分组,这两种情况利用变量重新编码都可以实现。

变量重新编码有两种情况:具体数值的转换和数值范围的转换。具体数值的转换,例如,变量赋值 1,2,3,4,5 转为变量赋值 5,4,3,2,1,数值范围的转换,例如,"<10"重新编码为 1,"10~20"重新编码为 2 等。

变量重新编码的保存方法也有两种:重新编码为相同变量及重新编码为不同变量。重新编码为相同变量是指在原变量上直接编码,编码完成后,替换原有数据为新数值,变量名不变;重新编码为不同变量是在保留原变量的基础上产生新的变量,变量名由分析人员自主命名。

需要注意的是,重新编码只能针对数值型变量进行,编码针对的是一个变量而不是个案,每个个案都有对应的重新编码值。

三、替换缺失值

值缺失是统计分析过程中经常遇到的问题,因为原始资料中部分数据的缺失或错误是不可避免的,当样本容量不太大时,若容忍缺失,则统计分析时 SPSS 会自动过滤存在缺失数据的个案,使得样本容量更小。

替换缺失值(Replace Missing Values)是根据数据的分布类型和研究目的,利用不同的方法将缺失的数据补充完整,使得原始数据得到最大程度的利用。

菜单操作:执行"转换(Transform)"→"替换缺失值(Replace Missing Values)"菜单命令,界面如图 2-7 所示。

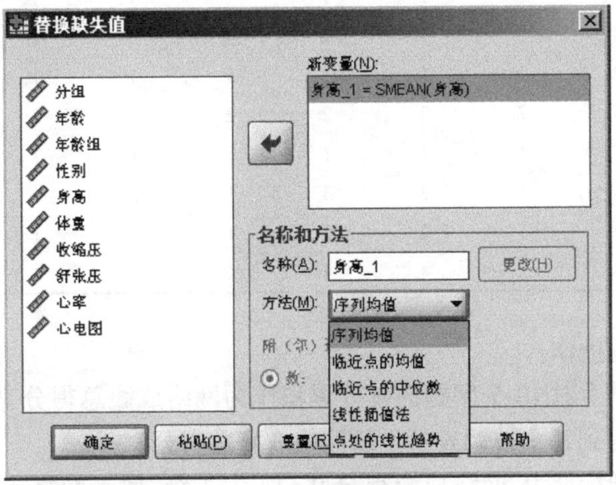

图 2-7　替换缺失值界面

界面参数设置:选择存在缺失值的变量到"新变量(New Variables)"列表框,如身高,系统默认用"序列均值(Series Mean)"(也可选择其他 4 种替换方法)自动替换缺失值,并新产生一个变量,变量名默认为原变量名后加"-1",可自行更改,单击"确定"按钮就会产生一个补齐缺失值的新变量,如"身高_1",统计分析时可以选用新变量。

SPSS 17.0 提供了 5 种缺失值替换方法:①序列均值(Series mean)指用变量的算术平均数替代缺失值;②临近点的均值(Mean of Nearby Points)指用临近点的算术平均数替代缺失值;③临近点的中位数(Median of Nearby Points)指用临近点的中位数替换缺失值;④线性插值法(Linear Interpolation)指用缺失值前后的两个有效观察值,根据内插值法估计和替换缺失值;⑤点处的线性趋势(Linear Trnd at Point)指用线性回归方法估计和替代缺失值。

【实例分析】

[**实例 2.2**] 某医科大学欲了解医学生网络成瘾现状,自行设计了一份网络成瘾问卷,问卷共 10 题,即 T1~T10,每题赋 1~5 分,随机调查本校医学生 20 名,调查结果如表 2-5 所示。

表 2-5 医学生网络成瘾现状调查结果

编号	T1	T2	T3	T4	T5	T6	T7	T8	T9	T10
01	1	1	1	1	1	1	1	1	1	1
02	2	2	2	1	3	1	1	1	2	2
03	1	1	2	2	1	1	1	1	2	1
04	1	1	2	2	1	1	1	1	2	1
05	4	2	1	1	3	3	3	1	2	3
06	2	2	2	2	1	3	3	2	3	2
07	2	2	3	2	1	1	1	1	4	4
08	3	3	1	1	2	1	1	1	1	1
09	1	1	1	2	1	1	1	1	2	3
10	2	2	1	1	1	1	2	1	3	3
11	2	1	1	2	1	1	1	1	2	1
12	1	1	1	1	1	1	1	1	1	1
13	2	1	1	1	1	1	1	1	1	3
14	2	4	2	1	1	4	3	2	5	2
15	2	2	1	1	1	1	1	1	2	3
16	3	3	2	2	2	2	1	1	1	4
17	1	1	1	1	1	1	1	1	1	1
18	2	3	1	2	3	1	2	1	2	4
19	2	2	1	2	2	1	2	1	2	1
20	4	4	3	4	4	4	3	4	4	4

进行如下预处理操作:

(1) 将每个医学生对 10 个问题的打分累积作为网络成瘾总得分,生成一个新变量"网络成瘾得分",自动得到每个被调查学生的网络成瘾总得分。

(2) 若规定评判标准为:网络成瘾得分 0~14 为 1 级,属于网络正常使用;15~24 为 2 级,属于网络使用过度;25~39 为 3 级,属于网络成瘾倾向;40~50 为 4 级,属于网络成瘾。

请根据由步骤(1)生成的“网络成瘾得分”变量,重新编码生成一个“网络成瘾等级”变量,自动得到每个被调查学生的网络成瘾等级,并将结果另存为文件“实例 2-2. sav”。

[实验目的]　理解“转换(Transform)”预处理常见命令的作用,掌握计算变量、变量重新编码及替换缺失值等处理命令的操作实现。

[操作步骤]

(1) **菜单操作**:执行“转换(Transform)”→“计算变量(Computer Variable)”菜单命令,打开的界面如图 2-8 所示。

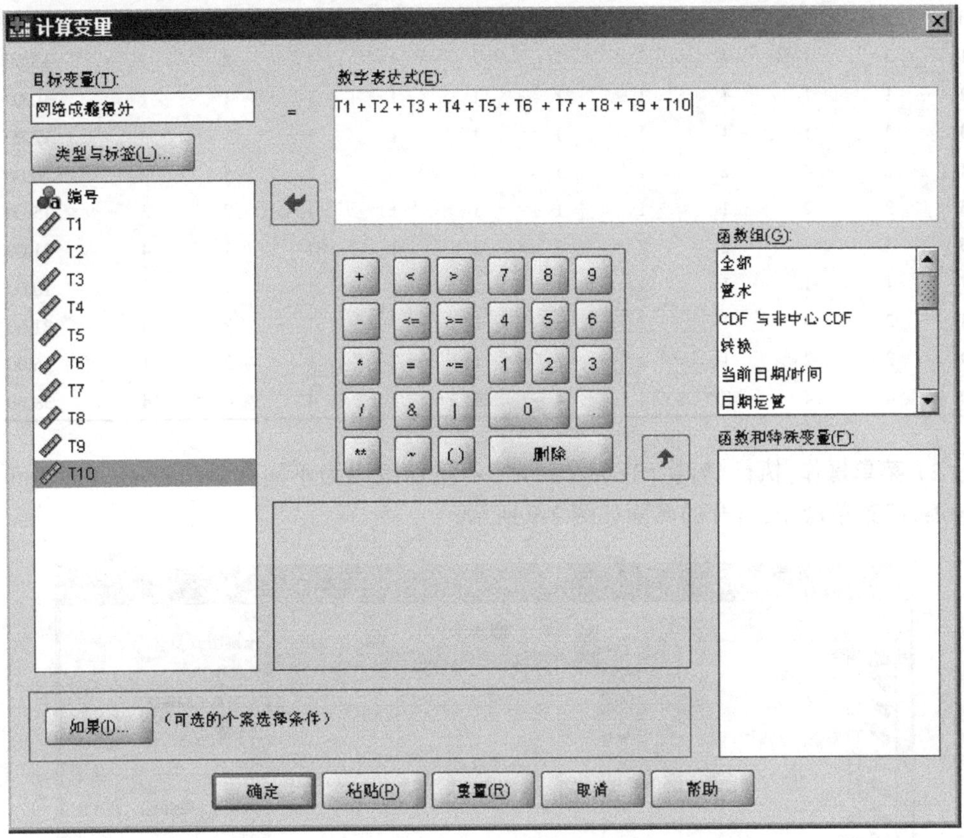

图 2-8　计算变量界面

界面参数设置:在“目标变量(Target Variable)”文本框输入生成新变量的名称,本例输入“网络成瘾得分”;在“数字表达式(Numeric Expression)”文本框中定义计算的数学表达式,可以通过键盘或系统提供的计算面板直接输入,也可以利用系统函数组提供的函数将变量选入进行计算,本例为 10 个变量 T1～T10 相加的式子;最后单击“确定”按钮,结果如表 2-6 所示。

表 2-6　变量计算结果

编号	T1	T2	T3	T4	T5	T6	T7	T8	T9	T10	网络成瘾得分
01	1	1	1	1	1	1	1	1	1	1	10.00
02	2	2	2	1	3	1	1	1	2	2	17.00
03	1	1	2	2	1	1	1	1	2	1	13.00

续表

编号	T1	T2	T3	T4	T5	T6	T7	T8	T9	T10	网络成瘾得分
04	1	1	2	2	1	1	1	1	2	1	13.00
05	4	2	1	1	3	3	3	1	2	3	23.00
06	2	2	2	2	1	3	3	2	3	2	22.00
07	2	2	3	2	1	1	1	1	4	4	21.00
08	3	3	1	1	2	1	1	1	1	1	15.00
09	1	1	1	2	1	1	1	1	2	3	14.00
10	2	2	1	1	1	1	2	1	3	3	17.00
11	2	1	1	2	1	1	1	1	2	1	13.00
12	1	1	1	1	1	1	1	1	1	1	10.00
13	2	1	1	1	1	1	1	1	1	3	13.00
14	2	4	2	1	1	4	3	2	5	2	26.00
15	2	2	1	1	1	1	1	1	2	3	15.00
16	3	3	2	2	2	2	1	1	1	4	21.00
17	1	1	1	1	1	1	1	1	1	1	10.00
18	2	3	1	2	3	1	2	1	2	4	21.00
19	2	2	1	2	2	1	2	1	2	1	16.00
20	4	4	3	4	4	4	3	4	4	4	38.00

（2）**菜单操作**：执行“转换(Transform)”→“重新编码为不同变量(Recode into Different Variables)”菜单命令，打开的界面如图 2-9 所示。

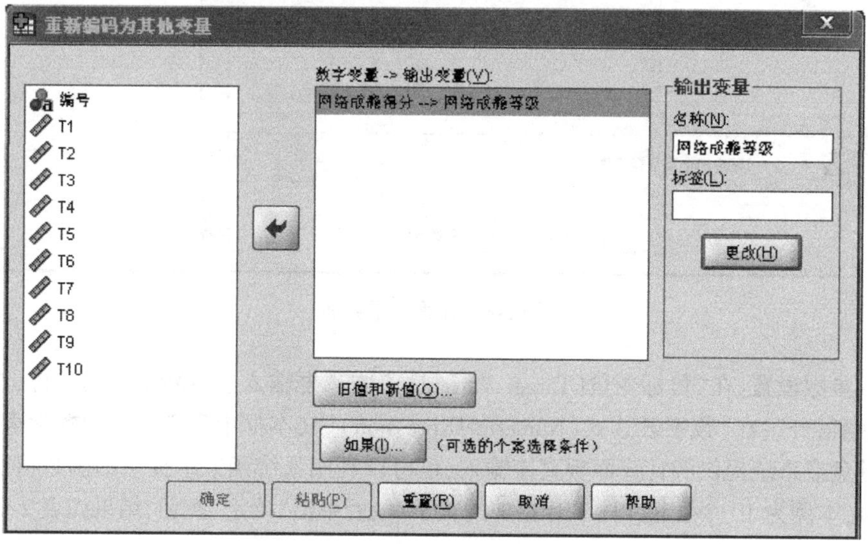

图 2-9　重新编码为不同变量界面

界面参数设置：将变量“网络成瘾得分”添加到“数字变量→输出变量(Input Variable→Output Variable)”列表框，在“输出变量(Output Variable)”区域的“名称(Name)”文本框中输入“网络成瘾等级”，单击“更改(Change)”按钮，完成输出变量名称的定义；单击“旧值和新值(Old and New Values)”按钮，出现旧值和新值转换编码界面，如图 2-10 所示。

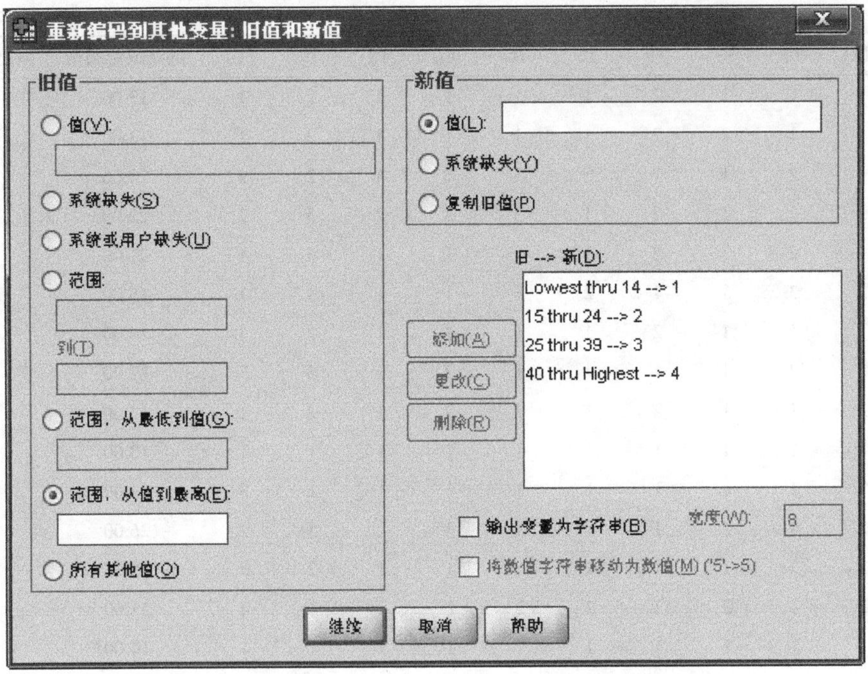

图 2-10　重新编码为不同变量之旧值和新值编码界面

在图 2-10 的界面中,按照评判标准依次进行以下设置:

(1) 在“旧值(Old Value)”区域选中“范围,从最低到值(Range,Lowest through Value)”单选按钮,并在其下的文本框输入 14;在“新值(New Value)”区域选中“值(Value)”单选按钮,并在其右侧的文本框中输入 1,单击“添加(Add)”按钮。

(2) 在“旧值(Old Value)”区域选中“范围(Range)”单选按钮,并在其下的文本框输入 15,在“到(through)”文本框中输入 24;在“新值(New Value)”区域选中“值(Value)”单选按钮,并在其后的文本框中输入 2,单击“添加(Add)”按钮。

(3) 在“旧值(Old Value)”区域选中“范围(Range)”单选按钮,并在其后的文本框中输入 25,在“到(through)”文本框中输入 39;在“新值(New Value)”区域选中“值(Value)”单选按钮,并在其后的文本框中输入 3,单击“添加(Add)”按钮。

(4) 在“旧值(Old Value)”区域选中“范围,从值到最高(Range, Value through Highest)”单选按钮,并在其下的文本输入 40;在“新值(New Value)”区域选中“值(Value)”单选按钮,并在其后的文本框中输入 4,单击“添加(Add)”按钮,单击“继续(Continue)”按钮返回图 2-9 所示界面,单击“确定”按钮,结果如表 2-7 所示。最后另存为文件名为“实例 2-2. sav”的文件。

需要注意的是,在数值范围的重新编码过程中,每一个范围均包含边界数字,所以要选择好边界,以保证同一数字不出现在两个数据范围中。

表 2-7　重新编码为不同变量结果

编号	T1	T2	T3	T4	T5	T6	T7	T8	T9	T10	网络成瘾得分	网络成瘾等级
01	1	1	1	1	1	1	1	1	1	1	10.00	1.00
02	2	2	2	1	3	1	1	1	2	2	17.00	2.00

续表

编号	T1	T2	T3	T4	T5	T6	T7	T8	T9	T10	网络成瘾得分	网络成瘾等级
03	1	1	2	2	1	1	1	1	2	1	13.00	1.00
04	1	1	2	2	1	1	1	1	2	1	13.00	1.00
05	4	2	1	1	3	3	3	1	2	3	23.00	2.00
06	2	2	2	2	1	3	3	2	3	2	22.00	2.00
07	2	2	3	2	1	1	1	1	4	4	21.00	2.00
08	3	3	1	1	2	1	1	1	1	1	15.00	2.00
09	1	1	1	2	1	1	1	1	2	3	14.00	1.00
10	2	2	1	1	1	1	2	1	3	3	17.00	2.00
11	2	1	1	2	1	1	1	1	2	1	13.00	1.00
12	1	1	1	1	1	1	1	1	1	1	10.00	1.00
13	2	1	1	1	1	1	1	1	1	3	13.00	1.00
14	2	4	2	1	1	4	3	2	5	2	26.00	3.00
15	2	2	1	1	1	1	1	1	2	3	15.00	2.00
16	3	3	2	2	2	2	1	1	1	4	21.00	2.00
17	1	1	1	1	1	1	1	1	1	1	10.00	1.00
18	2	3	1	2	3	1	2	1	2	4	21.00	2.00
19	2	2	1	2	2	1	2	1	2	1	16.00	2.00
20	4	4	3	4	4	4	3	4	4	4	38.00	3.00

【思考题】

1. 在“数据”预处理命令中,“合并文件”“加权个案”及“分类汇总”的主要功能是什么?

2. 在“转换”预处理命令中,“计算变量”“重新编码为相同变量”及“替换缺失值”的主要功能是什么?

【实验案例】

[**案例 2. 1**] 从某医院查体的人群中随机抽取糖尿病患者与正常人各 15 名,查体的基本情况如表 2-8 和表 2-9 所示。

表 2-8 正常人组基本情况表

编号	性别	年龄	心率	身高/cm	体重/kg	编号	性别	年龄	心率	身高/cm	体重/kg
1	男	77	88	165	65	9	女	57	76	175	68
2	女	56	65	173	66	10	女	52	80	162	68
3	女	51	78	165	88	11	女	53	65	173	64
4	男	80	80	151	68	12	男	57	78	165	65
5	男	62	76	166	64	13	女	74	80	151	68
6	男	47	76	183	88	14	男	66	76	166	64
7	男	62	80	162	72	15	男	63	81	151	65
8	女	68	81	173	69						

表 2-9　糖尿病患者组基本情况表

编号	性别	年龄	心率	身高/cm	体重/kg	编号	性别	年龄	心率	身高/cm	体重/kg
16	女	50	70	162	55	24	女	74	—	165	65
17	男	52	75	183	90	25	男	66	88	165	66
18	女	63	78	162	60	26	女	63	65	162	68
19	男	75	80	173	88	27	女	46	78	173	72
20	男	62	76	165	72	28	女	81	77	165	59
21	女	49	80	151	49	29	女	47	76	151	68
22	男	53	81	166	68	30	男	62	80	166	68
23	女	57	76	155	64						

进行如下预处理操作：

(1) 请将表2-8和表2-9分别录入SPSS 17.0，并保存为"实验2-1-1. sav"和"实验2-1-2. sav"，再将两数据文件合并，另存为"实验2-1. sav"，后续操作针对数据文件"实验2-1. sav"。

(2) 按变量"性别"升序和"年龄"降序对个案进行排序。

(3) 按变量"性别"分组，对年龄、身高、体重进行汇总，计算年龄、身高、体重的均值以及心率的中位数。

(4) 计算每人的体重指数(体重指数=体重/身高^2，单位kg/m^2)，要求生成"体重指数"变量。

(5) 对变量"心率"中的缺失值按序列均值进行补齐。

(6) 按变量"年龄"进行分组，要求50岁及以下为1组，51~60岁为2组，61~70岁为3组，71岁以上为4组，并生成变量"年龄组"，将最后结果另存为"实验2-1-3. sav"。

第3章　数据资料的描述性分析

数据资料的描述性分析是统计分析的基础,其分析手段主要包括频数(频率)分布表和分布图的直观分析,以及指标的特征描述分析,它能够使统计分析人员掌握数据资料的基本统计特征,对数据资料的总体分布有初步的认识,便于进一步的推断分析。因为数据资料有计量资料和计数资料两种类型,它们用于描述性分析的指标有较大差异,所以本章内容就两类资料的描述性分析分开论述。

3.1　计量资料的描述性分析

一、频数(频率)分布表和分布图

【统计学知识】

对计量资料进行统计描述时,样本量较大,常需要对原始资料进行统计分组、整理,列出频数(频率)分布表,继而画出频数(频率)分布图(常用直方图),通过频数(频率)分布表及频数(频率)分布图观察数据资料的变化趋势和分布类型。

计量资料数据有连续型和离散型两种,对于离散型计量资料,一般以一个或几个取值作为一个组段进行统计分组,然后统计各组的频数(频率),形成频数(频率)分布表;而对于连续型计量资料,一般要将原始数据按照一定的区间标准(每个区间作为一组)进行统计分组,然后统计各组的频数(频率),形成频数(频率)分布表,继而绘制成频数(频率)分布图。

频数(频率)分布表及频数(频率)分布图的主要用途如下:

(1) 可用来揭示数据资料的分布类型。

(2) 可以观察频数(频率)资料的变化趋势。

(3) 便于发现可疑值,以确定取舍。

(4) 为选择进一步的统计分析方法,确定统计指标提供指导。

【实例分析】

[**实例3.1**]　某地120名18~35岁健康男性居民血清铁含量(μmol/L)数据如表3-1所示。

表3-1　某地120名18~35岁健康男性居民血清铁含量　(单位:μmol/L)

7.42	8.65	23.02	21.61	21.31	21.46	9.97	22.73
20.38	8.40	17.32	29.64	19.69	21.69	23.90	17.45
18.36	23.04	24.22	24.13	21.53	11.09	18.89	18.26
14.27	17.40	22.55	17.55	16.10	17.98	20.13	21.00
14.89	18.37	19.50	17.08	18.12	26.02	11.34	13.81
24.52	19.26	26.13	16.99	18.89	18.46	20.87	17.51

续表

17.14	13.77	12.50	20.40	20.30	19.38	23.11	12.67
14.77	14.37	24.75	12.73	17.25	19.09	16.79	17.19
21.75	19.47	15.51	10.86	27.81	21.65	16.32	20.75
12.65	18.48	4.83	23.12	19.22	19.22	16.72	27.90
14.94	20.18	21.62	23.07	10.25	4.94	15.83	18.54
19.08	20.52	24.14	23.77	13.12	11.75	17.40	21.36
23.29	17.67	15.38	18.61	23.02	24.36	25.61	19.53
14.56	19.89	19.82	17.48	19.32	19.59	19.12	15.31
11.74	24.66	14.18	16.52	22.11	13.17	17.55	19.26

试按区间标准[0,5)、[5,10)、[10,15)、[15,20)、[20,25)、[25,30]分为6组,并绘制出其频数(频率)分布表及频数(频率)分布图。

[实验目的] 理解统计分组的意义,掌握绘制频数(频率)分布表及频数(频率)分布图的SPSS操作实现。

[操作步骤] 首先建立只有一个变量"血清铁含量"的数据文件,利用"转换(Transform)"预处理命令重新编码为不同变量,生成新变量"血清铁含量组别",结果另存为"实例3-1. sav",结果如表3-2所示。

表3-2 血清铁含量及组别

(单位:μmol/L)

血清铁含量	血清铁含量组别
7.42	2.00
20.28	5.00
18.36	4.00
14.27	3.00
14.89	3.00
24.52	5.00
17.14	4.00
14.77	3.00
21.75	5.00
12.65	3.00

菜单操作:执行"分析(Analyze)"→"描述统计(Descriptive Statistics)"→"频率(Frequencies)"菜单命令,出现频率界面。

界面参数设置:将变量"血清铁含量组别"添加到"变量(Variable)"列表框,如图3-1所示。

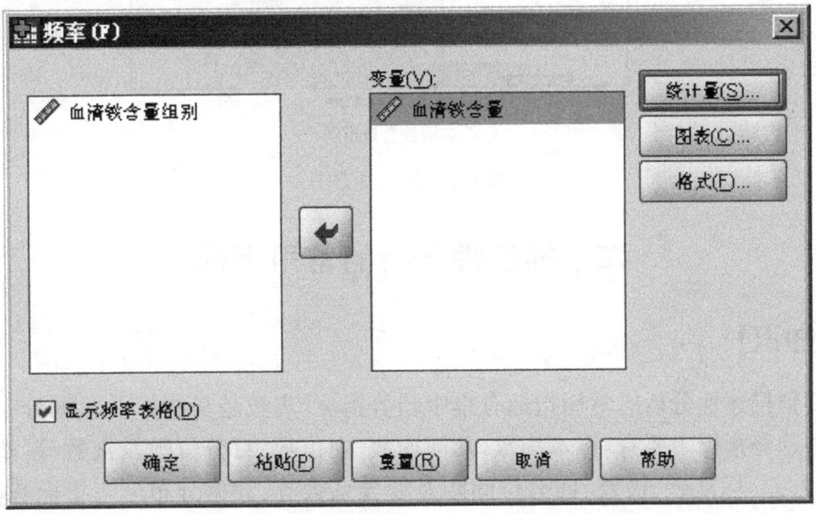

图3-1 频数(频率)分布图(表)绘制界面

单击"图表(Charts)"按钮,在弹出的界面中选择"直方图(Histograms)",并选择"带正态曲线(With Normal Curve)"选项,单击"继续"按钮;其他按默认设置,单击"确定"按钮。

[主要结果与分析]

由表 3-3 可见,区间组[15,20)、[20,25)及[10,15)人数较多,分别为 50、37、21,再结合图 3-2 可见,血清铁含量分布呈近似正态分布。

表 3-3　血清铁含量频数(频率)分布表

血清铁含量组别		频数	百分比	有效百分比	累积百分比
有效	1.00	2	1.7	1.7	1.7
	2.00	4	3.3	3.3	5.0
	3.00	21	17.5	17.5	22.5
	4.00	50	41.7	41.7	64.2
	5.00	37	30.8	30.8	95.0
	6.00	6	5.0	5.0	100.0
	合计	120	100.0	100.0	

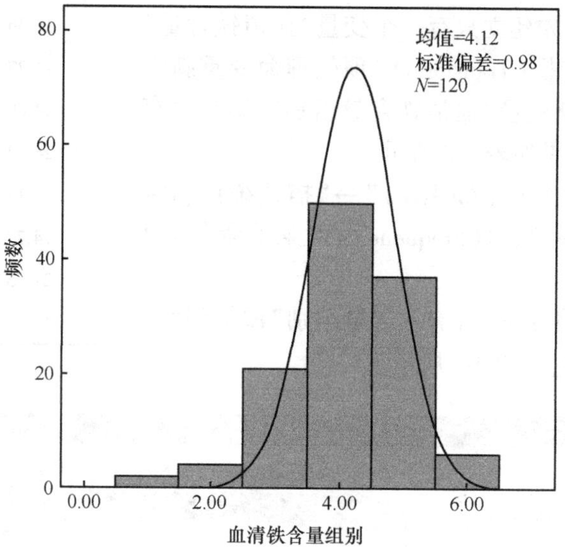

图 3-2　频数直方图

二、描述性分析的常用指标

【统计学知识】

计量资料描述性分析的常用指标有集中趋势指标、离散趋势指标及数据分布形态指标三类。集中趋势指标主要有:算术均数、几何均数、中位数、百分位数及众数等;离散趋势指标主要有:方差、标准差、极差、四分位间距及变异系数等;数据分布形态指标有:峰度系数和偏度系数。

1. 集中趋势指标

（1）算术均数（Arithmetic Mean）：简称均数，是用来描述单峰对称分布，尤其是正态分布或近似正态分布资料集中趋势的常用指标，反映数据分布的平均水平。

总体均数一般用希腊字母 μ 表示，在实际应用中，总体均数往往是未知的，常用样本均数来估计，样本均数用 $\bar{x}$ 表示。根据实际情况不同，样本均数计算方法分直接平均法和加权平均法两种。

直接平均法的计算公式为

$$\bar{x} = \frac{x_1 + x_2 + \cdots + x_n}{n} = \frac{\sum_{i=1}^{n} x_i}{n}$$

式中，x_i 为样本值（$i=1,2,3,\cdots,n$），n 为样本容量。

加权平均法一般用于统计分组后的数据资料，其计算公式为

$$\bar{x} = \frac{\sum_{i=1}^{k} f_i x_{i0}}{\sum_{i=1}^{k} f_i} = \frac{\sum_{i=1}^{k} f_i x_{i0}}{n}$$

式中，x_{i0}为第 i 组的组中值（组的中间值），f_i 为第 i 组的频数，k 为统计分组的组数，n 为样本容量。

（2）几何均数（*Geometric mean*）：常用于对数正态分布资料，即原始数据不服从正态分布，但经过对数转换后服从或近似服从正态分布的资料。这类资料的特点是观察值变化的范围往往跨越多个数量级。其计算方法也分为直接法和加权法两种。

直接法的计算公式为

$$G = \sqrt[n]{x_1 x_2 \cdots x_n}$$

因为

$$\log G = \frac{1}{n}(\log x_1 + \log x_2 + \cdots + \log x_n) = \frac{\sum_{i=1}^{n} \log x_i}{n}$$

则得计算公式的另一形式

$$G = \log^{-1} \frac{\sum_{i=1}^{n} \log x_i}{n}$$

加权法一般也用于统计分组后的数据资料，其计算公式为

$$G = \log^{-1} \frac{\sum_{i=1}^{k} f_i \log x_{i0}}{\sum_{i=1}^{k} f_i} = \log^{-1} \frac{\sum_{i=1}^{k} f_i \log x_{i0}}{n}$$

式中，x_{i0}为第 i 组的组中值，f_i 为第 i 组的频数，k 为统计分组的组数，n 为样本容量。

（3）中位数（Median，M）与百分位数（Percentile，P_x）：中位数是把一组观测值从小到大排列后，位于中间位置的数据。在全部观测值中，有一半观测值比它小，一半观测值比它大；百分位数则是把资料的全部观测值分为两部分，其中有 $x\%$ 的观测值比 P_x 小，其余的比

P_x 大。

理论上两者都适用于任意分布类型的资料,但实际应用中常用于描述偏态分布资料、开口资料及分布类型不清的资料。

中位数的计算方法:首先对全部观测值按升序或降序排序,当 n 为奇数时,M=中间观测值;当 n 为偶数时,M=中间两观测值之和的一半。

百分位数计算方法:首先把全部观测值中最大者与最小者之差分为 100 等分的组段,然后按以下公式计算

$$P_x = L + \frac{i}{f_x}\left(\frac{x \cdot n}{100} - f_L\right)$$

式中,L 为所求百分位数所在组段的下限,i 为该组段的组距,f_x 为该组段的频数,f_L 为该组段之前的累计频数,n 为样本容量。

中位数实际上为百分位数的特例,P_{50}百分位数就是中位数 M。

百分位数在实际应用中表示某百分位置上的水平,多个百分位数联合使用将会更全面地描述总体或样本的分布特征。一般地,位于中部的百分位数较为稳定,代表性也好,但是位于两端的百分位数只有在样本量足够大时,才比较稳定。因此在样本量较小时,不宜采用靠近两端的百分位数。

(4) 众数(Mode):众数是指在观测值的统计分布上具有明显集中趋势的观测值。一般地,有一组观测值,众数是指出现次数较两侧多的观测值;若是在统计分组后的频数分布表中,众数是指频数较两侧多的组的组中值。在一组观测值中,众数可能不止一个,也可能不存在。例如,数据 1、3、-1、2、1、3、4 中,1、3 都是这组数据的众数。

2. 离散趋势指标 在实际应用过程中,仅用集中趋势指标一般难以很好地描述数据的分布特征,常要结合离散趋势指标,从集中趋势和离散趋势两方面进行分析。

1) 方差(Variance)和标准差(Standard Deviation)

方差和标准差是用来描述单峰对称分布,尤其是正态分布或近似正态分布资料的离散趋势的常用指标,反映数据分布的变异程度。

总体方差一般表示为 σ^2,在实际应用中,总体方差往往是未知的,常用样本方差来估计,样本方差一般用 S^2 表示,其计算公式为

$$S^2 = \frac{\sum_{i=1}^{n}(x_i - \bar{x})^2}{n - 1}$$

方差的自由度为 $n-1$,因为方差的计量单位和量纲不便于从经济意义上解释,所以实际统计工作中多用方差的算术平方根(标准差)来测度统计数据分布的变异程度。

样本标准差不仅能够较好地反映统计数据分布的变异程度,还是计算变异系数和标准误差等其他统计量的基础。

样本标准差的计算公式为

$$S = \sqrt{\frac{\sum_{i=1}^{n}(x_i - \bar{x})^2}{n - 1}}$$

在实际工作中,标准差常与均数搭配($\bar{x} \pm S$),用来描述单峰对称分布,尤其是正态分布或近似正态分布资料的分布特征。

2）极差（R）与四分位数间距（Q）

极差又称为全距，表示一组数据中最大观测值与最小观测值之差，反映数据中个体值的变异范围，适用于任意分布的资料。

极差考虑了数据的最大值和最小值，未考虑其他观测数据，因此极差容易受极端值的影响，不够稳定。极差的计算公式为

$$R = 最大观测值 - 最小观测值$$

为克服极差的不稳定性，常用四分位数间距来描述数据分布的变异程度，四分位数间距就是上四分位数（P_{75}）与下四分位数（P_{25}）之差，其计算公式为

$$Q = P_{75} - P_{25}$$

在实际工作中，四分位数间距常与中位数搭配（$M \pm Q$），用来描述偏态分布资料的分布特征。

3）变异系数（Coefficient of Variation，CV）

变异系数是反映数据分布相对变异程度的指标，是标准差与均数之比，常用百分数（%）表示，其计算公式为

$$CV = \frac{S}{\bar{x}} \times 100\%$$

变异系数适用于度量衡不同或均数相差较大的资料之间变异程度的比较。

【实例分析】

［实例 3.2］　对［实例 3.1］中 120 名健康男性居民的血清铁含量计算其样本均数、中位数、众数及百分位数 P_{25} 和 P_{75}。

［实验目的］　理解均数、中位数、众数及百分位数的含义，掌握 SPSS 计算常用集中趋势指标的操作实现。

［操作步骤］　打开数据文件“实例 3-1. sav”。

菜单操作：执行“分析（Analyze）”→“描述统计（Descriptive Statistics）”→“频率（Frequencies）”界面命令，打开的界面见图 3-1，该模块不仅可以制作统计图表，也可以计算各种统计量。

界面参数设置：将变量“血清铁含量”添加到“变量（Variable）”列表框，单击“统计量（Statistics）”按钮，得到的统计量设置界面如图 3-3 所示。在“集中趋势（Central Tendency）”区域选中“均值”、“中位数”及“众数”复选框；在“百分位值（Percentile Values）”区域选中“百分位数（Percentile）”复选框，依次输入百分位数 25 和 75，单击“添加”按钮；单击“继续”按钮返回图 3-1 所示界面，单击“确定”按钮。

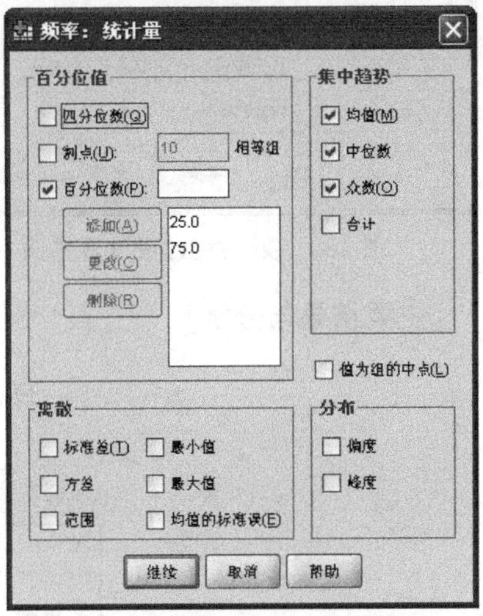

图 3-3　频率：统计量设置界面

［主要结果与分析］　由表 3-4 可知，120 名健康男性居民的血清铁含量均数为 18. 3969μmol/L、中位数为 18. 89μmol/L，百分位数 $P_{25} = 15.59$μmol/L，$P_{75} = 21.59$μmol/L，众数为 17. 40μmol/L。

表 3-4　集中趋势指标结果

统计量

血清铁含量

N	有效	120
	缺失	0
均数		18.3969
中位数		18.8900
众数		17.40[a]
百分位数	25	15.5900
	75	21.5900

a.存在多个众数。显示最小值

[实例 3.3]　对[实例 3.1]中 120 名健康男性居民的血清铁含量,计算该样本的方差、标准差、极差及四分位数间距。

[实验目的]　理解方差、标准差、极差及四分位数间距的含义,掌握常用离散趋势指标的 SPSS 操作实现。

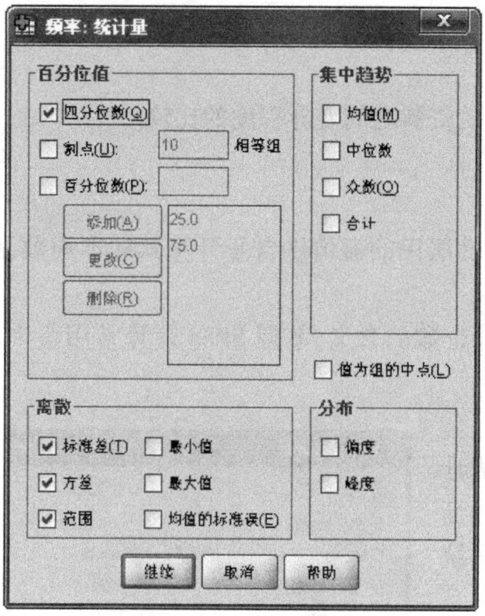

图 3-4　频率:统计量设置界面

[操作步骤]　打开数据文件"实例 3-1. sav"。

菜单操作:执行"分析(Analyze)"→"描述统计(Descriptive Statistics)"→"频率(Frequencies)"菜单命令,打开的界面见图 3-1。

界面参数设置:将变量"血清铁含量"添加到"变量(Variable)"列表框,单击"统计量(Statistics)"按钮,打开的统计量设置界面如图 3-4 所示。在"离散(Dispersion)"区域选中"标准差(Stdandard Deviation)""方差(Variance)""范围(Range)"复选框;在"百分位值(Percentile Values)"区域选中"四分位数(Quartiles)"复选框,单击"继续"按钮,返回图 3-1 所示界面,单击"确定"按钮。

[主要结果与分析]

表 3-5　离散趋势指标结果

统计量

血清铁含量

N	有效	120
	缺失	0
标准差		4.68094
方差		21.911
全距		24.81
百分位数	25	15.5900
	50	18.8900
	75	21.5900

由表 3-5 可见，120 名健康男性居民血清铁含量的标准差 $S=4.68094\mu mol/L$，极差 $R=24.81\mu mol/L$，四分位间距 $Q=P_{75}-P_{25}=6\mu mol/L$。

对于描述数据分布形态的指标，即峰度系数和偏度系数，也是在图 3-4 的统计量设置界面中设定。

对于计量资料的描述性统计分析，SPSS 还提供了两个模块，菜单操作为：执行“分析(Analyze)”→“描述统计(Descriptive Statistics)”→“描述(Descriptives)”/“探索(Explore)”菜单命令，它们的功能各有所长，可以相互结合灵活运用，例如，可以用“探索”模块中的 QQ 图及直方图，直观地判断数据变量分布的正态性。另外，执行“分析(Analyze)”→“比较均值(Compare Means)”→“均值(Means)”菜单命令，也具有强大的类似功能，这里不予赘述。

3.2　计数资料的描述性分析

【统计学知识】

一、频数(频率)分布表和分布图

计数资料包括定类资料和定序资料(也称为等级资料)，计数资料本身已经做好了分组，只需统计每一组中各个观察个案的频数或频率，即可列出频数(频率)分布表，继而画出频数(频率)分布图(常用条形图或饼图)，通过频数(频率)分布表及频数(频率)分布图观察频数(频率)变化趋势。

计数资料的频数(频率)分布表和分布图的 SPSS 操作实现与计量资料类似。菜单操作：执行“分析(Analyze)”→“描述统计(Descriptive Statistics)”→“频率(Frequencies)”菜单命令，再对频数(频率)图表绘制界面进行统计图的选择设置。

二、描述性分析的常用指标

对计数资料进行的描述性分析通常采用相对数指标，主要有三种：构成比、率和相对比。

1. 构成比　构成比(Proportion)是指事件内部各个组成部分观察个数与观察总数之比，用于说明事件内部各个组成部分的构成比例或分布，是一种结构相对数，其计算公式为

$$\text{构成比}=\frac{\text{某组成部分的观察个数}}{\text{同一事件各组成部分观察总数}}\times 100\%$$

构成比常用来表示事件(如疾病、死亡等)发生的结构分布情况，不能表示其发生频率或严重程度，在应用中需要注意与率的区别。

2. 率　率(Rate)是指单位时间内某事件发生的频率，说明事件发生的强度，是一种强度相对数，如发病率、死亡率等，其计算公式为

$$\text{率}=\frac{\text{某时期内发生某事件的观察个数}}{\text{同期可能发生某事件的观察总数}}\times K$$

式中，K 为比例基数，可取 100%、1000‰、100 000/10 万等。

3. 相对比　相对比(Ratio)又称为比，是指有关联的两个指标间的比值，通常用倍数或百分数表示。两个指标之间性质可以相同，也可以不同，可以是相对数，也可以是绝对数或平均数，比较常见的相对比有变异系数、OR(Odd Ratio)值、RR(Rate Ratio)值等，其计算公

式如下：

$$比 = \frac{A}{B} \times 100\%$$

在实际应用分析中，要区分好这三种相对数指标，有时它们是一致的，有时是不同的。

【实例分析】

[**实例 3.4**] 已知某医院 20 名患者的年龄段、性别、高血压及糖尿病等信息，如表 3-6 所示。

表 3-6 20 名患者高血压及糖尿病等信息

患者编号	年龄组	性别	高血压等级	糖尿病类型	患者编号	年龄组	性别	高血压等级	糖尿病类型
1	3	1	1	1	11	1	1	2	1
2	1	2	2	2	12	3	1	3	1
3	1	2	0	2	13	2	2	3	0
4	1	1	0	2	14	3	1	0	0
5	1	1	3	0	15	3	1	0	2
6	3	2	2	0	16	2	2	1	1
7	1	1	1	0	17	3	2	2	2
8	3	1	1	1	18	3	1	2	1
9	3	1	2	2	19	3	1	1	1
10	1	1	3	2	20	3	1	3	2

试对高血压等级及糖尿病类型分别制作频数(频率)分布表及频数(频率)分布图。

[**实验目的**] 理解构成比、率和相对比的含义，掌握计数资料描述性分析的 SPSS 操作实现。

[**操作步骤**] 新建数据文件"实例 3-4. sav"。

菜单操作：执行"分析(Analyze)"→"描述统计(Descriptive Statistics)"→"频率(Frequencies)"菜单命令，出现频数(频率)图表绘制界面。

界面参数设置：将变量"高血压等级"和"糖尿病类型"添加到"变量(Variable)"列表框，如图 3-5 所示。

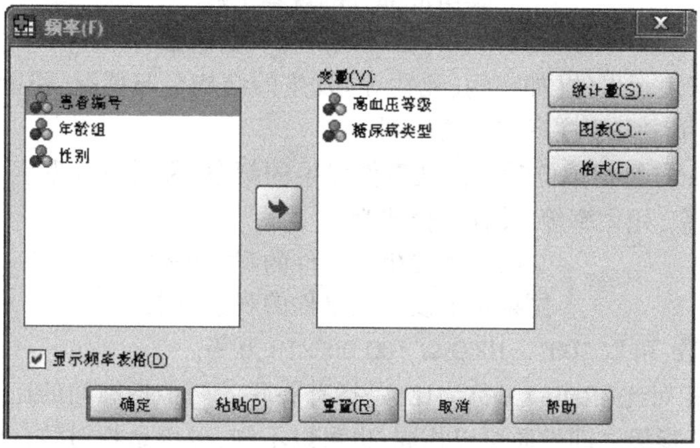

图 3-5 频数(频率)图表绘制界面

单击“图表(Charts)”按钮,在弹出的界面中选择条形图(Bar Charts)(也可选择饼图,每次只能选择一种),单击“继续”按钮;其他采用默认设置,单击“确定”按钮。

[主要结果与分析]

表3-7　糖尿病类型频数及构成比结果表

糖尿病类型

		频数	百分比	有效百分比	累积百分比
有效	0	5	25.0	25.0	25.0
	1	7	35.0	35.0	60.0
	2	8	40.0	40.0	100.0
	合计	20	100.0	100.0	

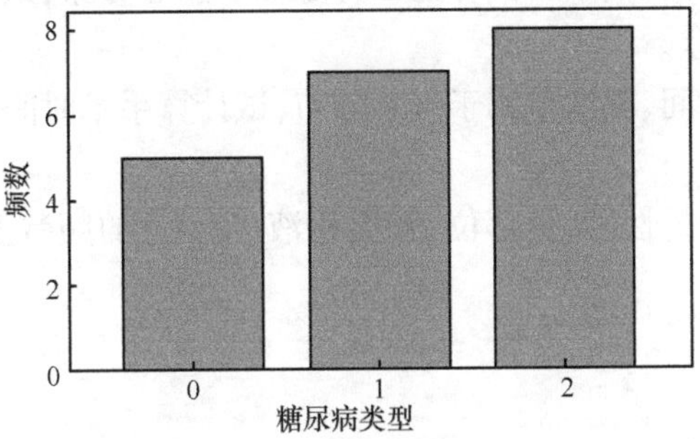

图3-6　糖尿病类型频数条形图

表3-8　高血压等级频数及构成比结果表

高血压等级

		频数	百分比	有效百分比	累积百分比
有效	0	4	20.0	20.0	20.0
	1	5	25.0	25.0	45.0
	2	6	30.0	30.0	75.0
	3	5	25.0	25.0	100.0
	合计	20	100.0	100.0	

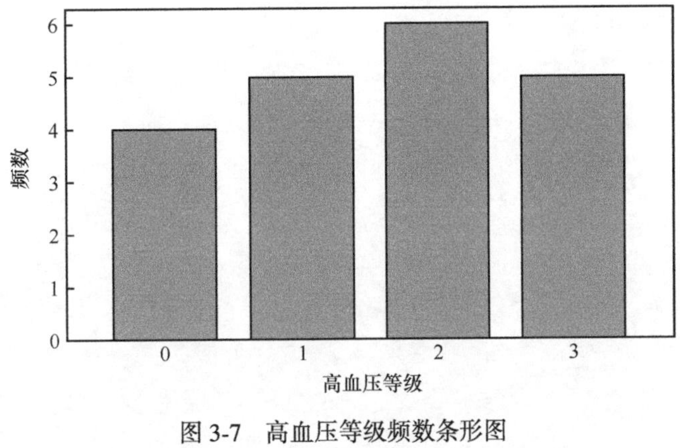

图3-7　高血压等级频数条形图

由表 3-7、表 3-8、图 3-6、图 3-7 可以直观地看出高血压各等级、糖尿病各类型的频数及分布构成比情况。需要说明的是,若想考查不同年龄段或性别的高血压等级及糖尿病类型的分布情况,需要利用“探索”功能模块。

【思考题】

1. 计量资料的描述性分析常采用哪些指标？如何搭配？
2. 计数资料的描述性分析常采用哪些指标？它们的含义分别是什么？

【实验案例】

[**案例 3.1**] 对第 1 章[案例 1.2]的 20 例肾结石患者的治疗资料,利用 SPSS 进行下列操作。

(1) 经验证,结石表面积、结石侧肾盂压力近似于正态分布,试计算结石表面积、结石侧肾盂压力的均数和标准差。

(2) 经验证,手术时间、灌注量属于偏态分布,试计算手术时间、灌注量的中位数和四分位数间距。

(3) 绘制 20 名患者的性别、肾部位、肾周积液(有无)的频数及构成比分布表和饼图,并分析之。

第4章　总体均值的参数假设检验

假设检验是推断统计的基本内容，也是多元统计分析的基础，包括参数假设检验和非参数假设检验。一般地，可以将假设检验过程分为五个步骤：统计假设；确定检验统计量，并求其值；查表确定 P 值或临界值；判断比较；分析结论。实际上，虽然假设检验的方法很多，但各种假设检验方法的基本原理和步骤都是一致的，区别只是统计假设和检验统计量不同。SPSS 在假设检验中承担的工作就是人工选定检验方法后，自动匹配统计量，并求出统计量值及给出 P 值。显然，SPSS 解决了假设检验两个最为烦琐的步骤，但其他步骤则仍需统计学的基础。

参数假设检验是指在总体分布类型已知的条件下，关于总体参数假设的一类检验方法，因其利用已知信息较为充分，检验精度相对较高，稳健性较好。本章主要介绍三种常用的 t 检验方法，即单样本 t 检验、两独立样本 t 检验及配对样本 t 检验。

4.1　单样本 t 检验

【统计学知识】

一、基本原理

单样本 t 检验旨在通过样本数据检验总体均值与已知总体均值（常数）之间的差异是否具有统计学意义。

单样本 t 检验的原假设（或虚无假设）H_0：总体均值与某常数相等（$\mu = \mu_0$）。

单样本 t 检验的统计量为

$$t = \frac{\bar{X} - \mu_0}{\frac{S}{\sqrt{n}}} \sim t(n-1)$$

二、应用条件

样本数据资料类型为数值型，总体分布为正态分布，总体方差未知。

【实例分析】

［**实例 4.1**］　某心理学家认为，一般汽车司机的视反应时平均为 175ms。有人随机抽取了 15 名汽车司机作为研究样本进行测定，结果（单位：ms）分别为 181、177、197、243、209、156、154、141、170、172、166、190、169、194、193。假定人的视反应时近似服从正态分布，能否根据测试结果否定该心理学家的结论？

[实验目的] 理解单样本 t 检验的基本原理和应用条件，掌握其 SPSS 的操作实现和结果解读。

[操作步骤]

变量基本要求：一个(或多个)检验变量，变量类型为数值型；一个已知的总体均值(常数)。

本例定义一个数值型变量“视反应时”，将所有数据录入；已知的总体均值为 175ms。

菜单操作：执行“分析(Analyze)”→“比较均值(Compare Means)”→“单样本 t 检验(One-Sample t Test)”菜单命令，出现单样本 t 检验界面。

界面参数设置：将变量“视反应时”添加到“检验变量(Test Variables)”列表框；将常数 175 输入“检验值(Test Value)”文本框，其他采用默认设置，单击“确定”按钮，如图 4-1 所示。

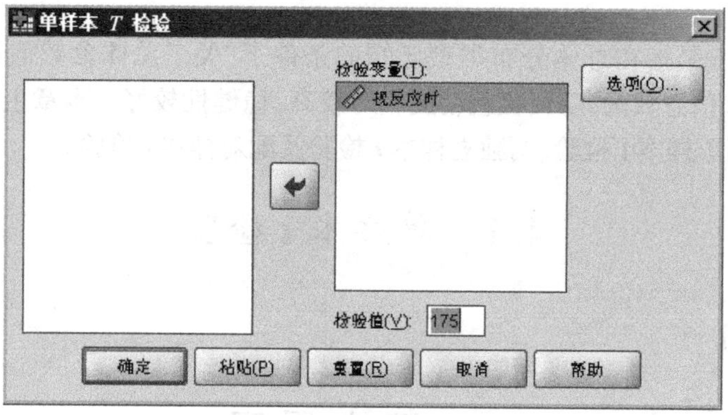

图 4-1　单样本 t 检验界面

[主要结果与分析]

由表 4-1 可以看出，15 名被试的视反应时均数为 180.80ms，标准差为 25.098ms。

表 4-1　单样本统计量表

	N	均值	标准差	均值的标准误
视反应时	15	180.80	25.098	6.480

由表 4-2 可以看出，单样本 t 检验中，统计量 t 值为 0.895，其伴随概率 P 值(Sig. 值)为 0.386，远大于检验水准 0.05；而总体均数差值的 95% 置信区间为(−8.10，19.70)，总体均值差的置信区间包括 0，说明视反应时的总体均值与 175ms 差异无统计学意义。因此，从本次测试结果看来，尚无充分理由否认该心理学家的结论。

表 4-2　单样本 t 检验结果

检验值 = 175

	t	df	Sig.(双侧)	均数差值	差分的 95% 置信区间	
					下限	上限
视反应时	.895	14	.386	5.800	−8.10	19.70

4.2 两独立样本 t 检验

【统计学知识】

一、基本原理

两独立样本 t 检验旨在通过两个独立样本数据检验两总体均数之间的差异是否具有统计学意义。

两独立样本 t 检验的原假设 H_0:两总体均值相等($\mu_1 = \mu_2$)或两总体均值之差为0($\mu_1 - \mu_2 = 0$)。

两独立样本 t 检验分以下两步进行:

(1) 检验两总体方差的齐性($H_0: \sigma_1^2 = \sigma_2^2$)。SPSS 利用 F 检验(Levene F)方法检验两总体方差的一致性。

(2) 根据两总体方差是否齐性,决定检验统计量 t 和自由度 df 的选择。

若两总体方差齐性,则统计量为

$$t = \frac{(\bar{X}_1 - \bar{X}_2) - (\mu_1 - \mu_2)}{S_\omega \sqrt{\dfrac{1}{n_1} + \dfrac{1}{n_2}}} \sim t(n_1 + n_2 - 2), \quad S_\omega^2 = \frac{(n_1 - 1)S_1^2 + (n_2 - 1)S_2^2}{n_1 + n_2 - 2}$$

若两总体方差不齐,则统计量为

$$t' = \frac{(\bar{X}_1 - \bar{X}_2) - (\mu_1 - \mu_2)}{\sqrt{\dfrac{S_1^2}{n_1} + \dfrac{S_2^2}{n_2}}} \sim t(\mathrm{df}), \mathrm{df} = (n_1 + n_2 - 2)\left(\frac{1}{2} + \frac{S_1^2 \cdot S_2^2}{S_1^4 + S_2^4}\right)$$

二、应用条件

(1) 两个样本数据资料类型为数值型,且所在的总体服从正态分布。

(2) 两个样本所在总体的方差未知。

(3) 两个样本为独立样本。

【实例分析】

[实例 4.2] 为了比较独生子女与非独生子女在社会认知方面的差异,随机抽取独生子女7人、非独生子女10人进行社会认知测验。独生子女成绩分别为32、32、29、17、25、18、20,非独生子女成绩分别为33、37、33、23、24、22、18、29、16、39,独生子女与非独生子女社会认知能力是否存在差异?

[实验目的] 理解独立样本 t 检验的基本原理和应用条件,掌握其SPSS的操作实现和结果解读。

[操作步骤]

变量基本要求:一个(或多个)检验变量,变量类型为数值型;一个分组变量,变量类型是数值型或字符型;两个样本数据全部是检验变量的取值,两个样本的组别通过分组变量取值(如0、1或1、2等)区分。

本例定义一个检验变量“社会认知成绩”，一个分组变量“是否独生子女”。在检验变量中，将两组成绩全部录入；分组变量中，独生子女组录入 1，非独生子女组录入 0。

菜单操作：执行“分析(Analyze)”→“比较均值(Compare Means)”→“独立样本 t 检验(Independent-samples t Test)”菜单命令，出现独立样本 t 检验界面。

界面参数设置：将检验变量“社会认知成绩”添加到“检验变量(Test Variables)”列表框；将分组变量“是否独生子女”添加到“分组变量(Grouping Variable)”列表框，并单击“定义组(Define Groups)”按钮，在“组 1(Group1)”和“组 2(Group2)”文本框中分别输入分组变量的两个取值 1 和 0，其他采用默认设置，单击“确定”按钮，界面如图 4-2 所示。

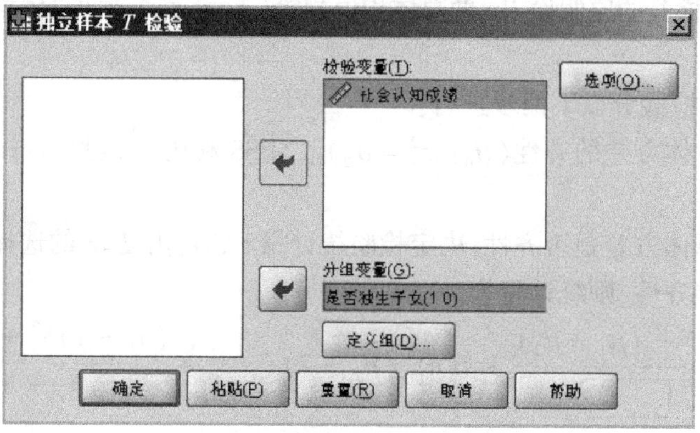

图 4-2　独立样本 t 检验界面

[主要结果与分析]

由表 4-3 可以看出，独生子女较非独生子女的样本测验的社会认知平均得分低，但这个差异是否具有统计学意义，需要查看 t 检验结果。

表 4-3　独立样本统计量表

	独生子女否	N	均值	标准差	均值的标准误
社会认知成绩	是	7	24.71	6.473	2.447
	否	10	27.40	7.961	2.517

表 4-4 包括两种检验结果：①两总体方差的齐性的 Levene 检验，本例检验统计量值 $F=0.729$，其伴随概率值 $P=0.407$，P 值远大于检验水准 0.05，说明两总体方差是齐性的；②两总体均值是否相等的 t 检验，分为“方差相等”和“方差不等”两行数据结果，这两行数据的选择要依据 Levene 检验结果。

表 4-4　独立样本 t 检验表

		方差齐性的 Levene 检验		总体均值相等的 t 检验						
		F	Sig.	t	df	Sig.(双侧)	均值差值	标准误差值	差值的 95% 置信区间 下限	上限
社会认知成绩	方差相等	.729	.407	-.736	15	.473	-2.686	3.648	-10.467	5.089
	方差不等			-.765	14.554	.456	-2.686	3.511	-10.188	4.817

本例经检验是方差齐性的，所以应选择“方差相等”行的结果，即检验统计量值 $t=-0.736$，伴随概率值 $P=0.473$，P 值远大于检验水准 0.05；同时，差值的 95% 置信区间为（-10.467，5.089），置信区间包含 0 值，说明两者差异无统计学意义。因此，尚不能认为独生子女与非独生子女在总体上的社会认知能力方面有差异。

4.3　配对样本 t 检验

【统计学知识】

一、基本原理

配对样本 t 检验旨在通过配对样本数据检验两总体均值之间的差异是否具有统计学意义。

配对样本 t 检验的原假设 H_0：两总体均值之差为 0（$\mu_1-\mu_2=0$）或两总体均值相等（$\mu_1=\mu_2$）。

配对样本 t 检验过程可以这样理解：先求配对样本的差值样本（差值样本均数为 $\bar{d}$，标准差为 S_d），从而将配对样本 t 检验问题转化为单样本 t 检验，检验原假设 H_0 变为差值样本的总体均数为 0（$\mu_d=\mu_1-\mu_2=0$）。

配对样本 t 检验的统计量

$$t=\frac{\bar{d}-\mu_d}{\frac{S_d}{\sqrt{n}}}\sim t(n-1)$$

二、应用条件

（1）两个样本数据资料类型为数值型，且两个样本所在总体服从正态分布。

（2）两个样本所在总体的方差未知。

（3）两个样本为配对样本。

【实例分析】

［**实例 4.3**］　对 9 名被试进行两种夹角（15°和 30°）的缪勒-莱尔错觉（Müller-Lyerillusion）实验，结果如表4-5所示。问两种夹角情况下，错觉量是否有差异？

表 4-5　缪勒-莱尔错觉实验数据

被试	1	2	3	4	5	6	7	8	9
15°	14.7	18.9	17.2	15.4	15.3	13.9	20.0	16.2	15.3
30°	10.6	15.1	16.2	11.2	12.0	14.7	18.1	13.8	10.9

［**实验目的**］　理解配对样本 t 检验的基本原理和应用条件，掌握 SPSS 的操作实现和结果解读。

[操作步骤]

变量基本要求:一对(或多对)检验变量,变量类型为数值型;两样本数据分别为两个配对变量的取值。

本例定义两个配对变量"十五度错觉量"和"三十度错觉量",将两组数据分别录入两个配对变量。

菜单操作:执行"分析(Analyze)"→"比较均值(Compare Means)"→"配对样本 t 检验(Paired-Samples t Test)"菜单命令,出现配对样本 t 检验界面。

界面参数设置:将配对变量"十五度错觉量"和"三十度错觉量"添加到"成对变量(Paired variables)"列表框的"Variable1"和"Variable2",其他采用默认设置,单击"确定"按钮,界面如图 4-3 所示。

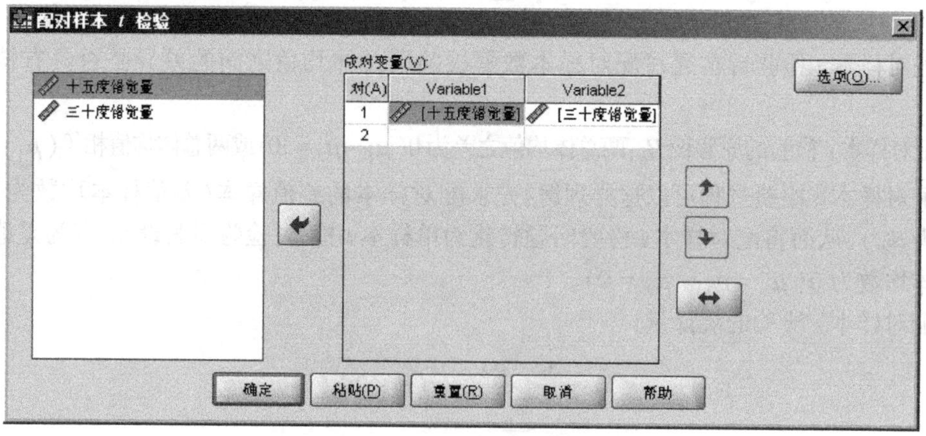

图 4-3　配对样本 t 检验界面

[主要结果与分析]

表 4-6　配对样本统计量表

		均值	N	标准差	均值的标准误
对 1	十五度错觉量	16.322	9	2.0123	.6708
	三十度错觉量	13.622	9	2.6248	.8749

由表 4-6 可以看出,"十五度错觉量"的样本均数大于"三十度错觉量"的样本均数。

表 4-7　配对样本相关性检验表

		N	相关系数	Sig.
对 1	十五度错觉量 & 三十度错觉量	9	.745	.021

表 4-7 显示,两组样本相关系数为 0.745,P 值为 0.021,小于检验水准 0.05,说明相关性有统计学意义,且相关程度较高,适合进行配对检验。

表 4-8　配对样本 t 检验结果

		成对差值					t	df	Sig.(双侧)
		均值	标准差	均值的标准误	差值的 95% 置信区间				
					下限	上限			
对 1	十五度错觉量-三十度错觉量	2.7000	1.7514	.5838	1.3537	4.0463	4.625	8	.002

表 4-8 给出检验结果，统计量值 $t=4.625$，其伴随概率值 $P=0.002$，远小于检验水准 0.05；同时，总体差值的 95% 置信区间为（1.3537，4.0463），置信区间不包含 0 值，说明两者差异有统计学意义。因此可以认为两种夹角情况下，缪勒-莱尔错觉量有差异。

【思考题】

1. SPSS 处理独立样本 t 检验与配对样本 t 检验时，对变量的要求有何区别？
2. 配对样本 t 检验是如何转换为单样本 t 检验的？

【实验案例】

[案例 4.1]　一位研究者拟编制抑郁测评问卷，并对相当数量的正常人进行了测量，得到均数为 55，且分数分布呈正态分布。测验中，高分表示抑郁程度高。为考察测验是否对抑郁个体有足够的敏感性，随机抽取一个抑郁症患者样本进行测试，得到数据如下：59、60、79、78、85、60、67、90、83、88、74、71、86、65。问患者与正常人在这一测验上的得分是否有差异（$\alpha=0.01$）？

[案例 4.2]　甲乙两厂生产同一种药物，现分析从其产品中抽取若干样品测定有效成分含量，结果如表 4-9 所示。

表 4-9　有效成分含量结果

甲厂	0.51	0.49	0.52	0.55	0.48	0.47	
乙厂	0.56	0.58	0.52	0.59	0.49	0.57	0.54

试检验甲乙两厂药物的有效成分含量是否有差异（$\alpha=0.05$）。

[案例 4.3]　为研究某药物是否能够改善大鼠的学习和记忆，研究者进行了莫里斯水迷宫实验。将 24 只大鼠依据年龄进行匹配，一组接受该药物，另一组接受安慰剂，获得其逃避潜伏期的均值如表 4-10 所示。

表 4-10　逃避潜伏期的均值结果

实验组	37	33	19	28	18	25	33	24	19	26	22	34
控制组	35	41	30	35	27	35	42	35	30	40	33	43

问该药物是否能够改善大鼠的学习和记忆（$\alpha=0.05$）？

第5章 方差分析

5.1 单因素方差分析

【统计学知识】

单因素方差分析是分析完全随机设计的两个或多个独立样本的总体均数差异是否有统计学意义的一种参数检验方法。

单因素方差分析的原假设 H_0:各总体均值相等($\mu_1 = \mu_2 = \cdots = \mu_k$)。

一、基本原理

单因素方差分析的基本原理是将全部观测值间的总变异(总离均差平方和)分解成组间变异和组内变异,即 $SS_{总} = SS_{组间} + SS_{组内}$;总的自由度 v 也相应地分解成组间自由度和组内自由度,即 $v_{总} = v_{组间} + v_{组内}$;组间变异主要体现随机误差和处理因素的作用,组内变异主要体现随机误差的影响;然后由式 $MS = SS/v$ 分别计算出各部分的均方,最终求出 $F = \frac{MS_{组间}}{MS_{组内}}$,判断处理因素在各组间有无差异的一种单因素统计分析方法。

当检验结果拒绝原假设时,一般要进一步进行两两比较。两两比较的检验方法很多,常用方法的选择策略为:如果存在明确的对照组,则进行验证性研究,几个实验组与对照组进行比较,宜用 Dunnett-t 法;当实验次数较少时,也可用 LSD-t 法。多个均数间两两比较,进行探索性研究,当实验次数不多时,常采用 S-N-K-q 法;当各组实验次数(个案数)相等时,可用 Tukey 法或 Bonferroni(实验组数<5);而各组实验次数(个案数)不相等,可用 Scheffe 法。

二、应用条件

(1) 各组样本随机独立。

(2) 各组样本来自正态总体。

(3) 相互比较的各组样本总体方差相等,即 $\sigma_1^2 = \sigma_2^2 = \cdots = \sigma_k^2$。

三、适用范围与对象

单因素方差分析适用于完全随机设计的两组或多组间样本(多个独立样本)的总体均数比较。

【实例分析】

[实例 5.1] 某医生为研究一种降糖新药的疗效,以统一的标准选择了 34 名Ⅱ型糖尿病患者,按完全随机设计方案将患者分为三组,进行双盲临床试验。其中,降糖新药高剂量

组12人、低剂量组12人、对照组10人。对照组服用公认的降糖药物,治疗4周后测得其餐后2h血糖的下降值(mmol/L),结果如表5-1所示。试问治疗4周后,三组餐后2h血糖下降值的总体平均水平是否不同?

表5-1　糖尿病患者治疗4周餐后2h血糖的下降值　　(单位:mmol/L)

高剂量组	低剂量组	对照组	高剂量组	低剂量组	对照组
5.6	0.6	2.4	16.3	2	2.7
9.5	5.7	0.9	11.8	5.6	6.9
6	12.8	7	14.6	7	1.5
8.7	4.1	3.9	4.9	7.9	3.8
9.2	1.8	1.6	8.1	4.3	
5	0.1	6.4	3.8	6.4	

[实验目的]　理解单因素方差分析的基本思想、应用条件和适用范围,掌握其SPSS操作实现和结果解读。

[操作步骤]

变量基本要求:一个因变量,类型为连续性的数值型,一个分组变量(处理因素),类型为数值型;各样本数据都是因变量取值,分组变量取值是各样本数据对应处理组的编号(如1,2,3,…)。

本例中定义一个因变量"血糖下降值"、一个分组变量"组别",并设置"值"为"1=高剂量组,2=低剂量组,3=对照组",将所有各组数据都录入因变量,数据对应的组别值1、2、3录入分组变量。

菜单操作:执行"分析(Analyze)"→"比较均数(Compare Means)"→"单因素ANOVA(One-Way ANOVA)"菜单命令,出现单因素分析界面。

界面参数设置:将因变量"血糖下降值"添加到"因变量列表(Dependent List)"列表框中,将分组变量"组别"添加到"因子(Factor)"列表框,界面如图5-1所示。

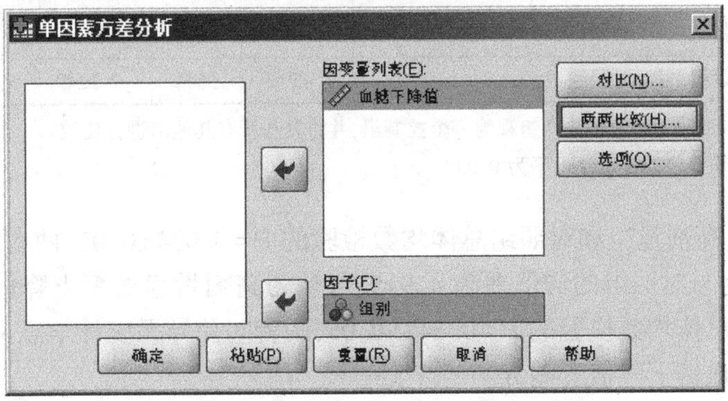

图5-1　单因素方差分析主界面

单击"选项(Options)"按钮,打开"单变量ANOVA:选项(One-Way ANOVA:Options)"对话框,选中"方差同质性检验(Homogeneity of Variance Test)"选项,单击"继续(Continue)"按钮。

单击"两两比较(Post Hoc)"按钮打开两两比较对话框;本例中关注前两组与最后一组对照组的比较,故选中Dunnett选项,并在其下"对照分类(Control category)"区域选择"最后一个(Last)”,单击“继续(Continue)”按钮。若需要三组间两两比较,也可以选中 LSD 选项或 S-N-K 选项,单击“继续”按钮回到主对话框,单击“确定”按钮。

[主要结果与分析]

表 5-2 方差齐性检验

血糖下降值 *Y*

Levene 统计量	df1	df2	显著性
.959	2	31	.394

表 5-2 方差齐性检验结果显示,统计量值为 0.959,*P* 值为 0.394>0.05, 差异无统计学意义,表明三组总体方差满足齐性条件。

表 5-3 单因素方差分析

血糖下降值 *Y*

	平方和	df	均方	F	显著性
组间	150.004	2	75.002	6.452	.005
组内	360.381	31	11.625		
总数	510.385	33			

表 5-3 单因素方差分析结果显示,三组间的总体均数比较的 *F* 检验统计量为 6.452, *P*=0.005<0.05,说明三者总体均数差异有统计学意义,可以认为三组间总体均数不全相等。若需要了解两个处理组与对照组间是否均有差异,尚需进行两两比较。

表 5-4 两个处理组与对照组间两两比较

血糖下降值 *Y*

Dunnett *t*(双侧)[a]

(I) 组别	(J) 组别	均值差 (I-J)	标准误	显著性	95% 置信区间	
					下限	上限
高剂量组	对照组	4.91500*	1.45989	.004	1.5418	8.2882
低剂量组	对照组	1.14833	1.45989	.644	-2.2249	4.5216

a.Dunnett t 检验将一个组视为一个控制组,并将其与所有其他组进行比较

*.均值差的显著性水平为 0.05

表 5-4 表明,高剂量组和对照组总体均数检验的 *P*=0.004<0.05,两者间差异有统计学意义,且高剂量组与对照组的均值差为 4.915,可认为高剂量组血糖下降值高于对照组;低剂量组和对照组总体均数检验的 *P*=0.644>0.05,两者间差异无统计学意义,尚不能认为低剂量组与对照组血糖下降值有差异。

5.2 单因变量双因素方差分析

【统计学知识】

双因素方差分析是分析随机区组设计、析因设计、正交设计、均匀设计等多组样本间的总体均数差异是否有统计学意义的一种参数检验方法。

一、基本原理

双因素方差分析的基本原理是将全部观测值间总变异(总离均差平方和)分解成处理变异、区组变异和误差变异,即 $SS_{总}=SS_{处理}+SS_{区组}+SS_{误差}$,总的自由度 v 也相应地分解为 $v_{总}=v_{处理}+v_{区组}+v_{误差}$;然后通过公式 $MS=SS/v$ 计算出各部分的均方 MS;最终用 $MS_{处理}$ 和 $MS_{区组}$ 分别除以 $MS_{误差}$ 求得各自的 F 值,从而判断处理因素和区组因素有无作用的一种单变量统计分析方法。双因素分析既能分析处理因素有无作用,又能分析区组因素有无作用,检验效能高于单因素方差分析。

二、应用条件

(1) 各组样本随机独立。

(2) 各组样本来自正态总体。

(3) 相互比较的各组样本总体方差相等,即 $\sigma_1^2=\sigma_2^2=\cdots=\sigma_k^2$。

三、适用范围与对象

双因素方差分析适用于随机区组设计的两组或多组间样本总体均数的比较,用于判断处理因素和区组因素的作用差异是否有统计学意义。

【实例分析】

[实例 5.2] 拟以小白鼠为研究对象,了解 A、B、C 三种不同的营养素的增重效果。本研究采用随机区组设计方法,以窝别作为划分区组的特征,以消除遗传因素对体重增长的影响;现将同品系同体重的 24 只小白鼠分为 8 个区组,每个区组 3 只小白鼠,分别给予 A、B、C 三种不同的营养素喂养,三周后体重增量结果如表 5-5 所示。小白鼠经三种不同的营养素喂养后体重增量有无差别?

表 5-5 三种不同的营养素喂养小白鼠后其体重增量 (单位:g)

组号	A 营养素	B 营养素	C 营养素	组号	A 营养素	B 营养素	C 营养素
1	50.10	58.20	64.50	5	71.20	68.40	79.30
2	47.80	48.50	62.40	6	41.40	45.70	38.4
3	53.10	53.80	58.60	7	61.90	53.00	51.20
4	53.50	64.20	72.50	8	42.20	39.80	46.20

[实验目的] 理解双因素方差分析的基本思想、应用条件和适用范围,掌握其 SPSS 操作实现和结果解读。

[操作步骤]

变量基本要求:一个因变量,类型为连续性的数值型;两个分组变量,类型为数值型;各样本数据都是因变量取值,两分组变量取值是各样本数据对应处理组和区组的编号(如 1,2,3,…)。

本例中定义一个因变量“体重增量”,两个分组变量“区组”和“营养素”,并对“营养素”设置“值”为“1=A 营养素,2=B 营养素,3=C 营养素”,将所有各组数据都录入因变量,数据对应的区组值(1~8)和处理组值(1、2、3)分别录入分组变量。

菜单操作:执行“分析(Analyze)”→“一般线性模型(General Linear Model)”→“单变量(Univariate)”菜单命令,进入双因素分析主界面。

界面参数设置：将因变量“体重增量”添加到“因变量(Dependent Variable)”文本框；将分组变量“区组”和“营养素”添加到“固定因子(Fixed Factors)”文本框，界面如图 5-2 所示。

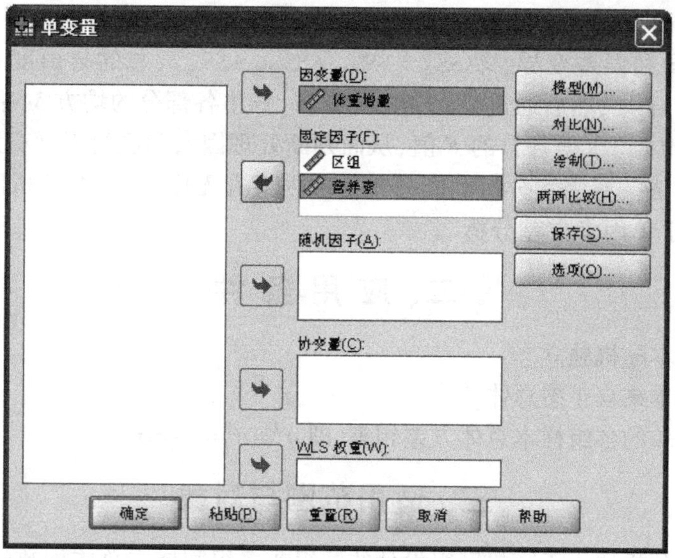

图 5-2　双因素方差分析主界面

单击“模型(Model)”按钮，打开“单变量：模型(Univariate：Model)”对话框，选中“设定(Custom)”选项，“构建项类型(Build Term)”选择“主效应(Main Effects)”，然后将“区组”和“营养素”添加到“模型(Model)”文本框，将文本框下面“在模型中包含截距”前面的对号去掉，之后单击“继续(Continue)”按钮。

在主界面中，单击“两两比较(Post Hoc)”按钮，进入两两比较界面；本例中主要比较营养素间有无差别，故将“营养素”添加到“两两比较检验(Post Hoc Tests for)”列表框，选中 LSD 或 S-N-K 检验方法后，单击“继续(Continue)”按钮，界面如图 5-3 所示。

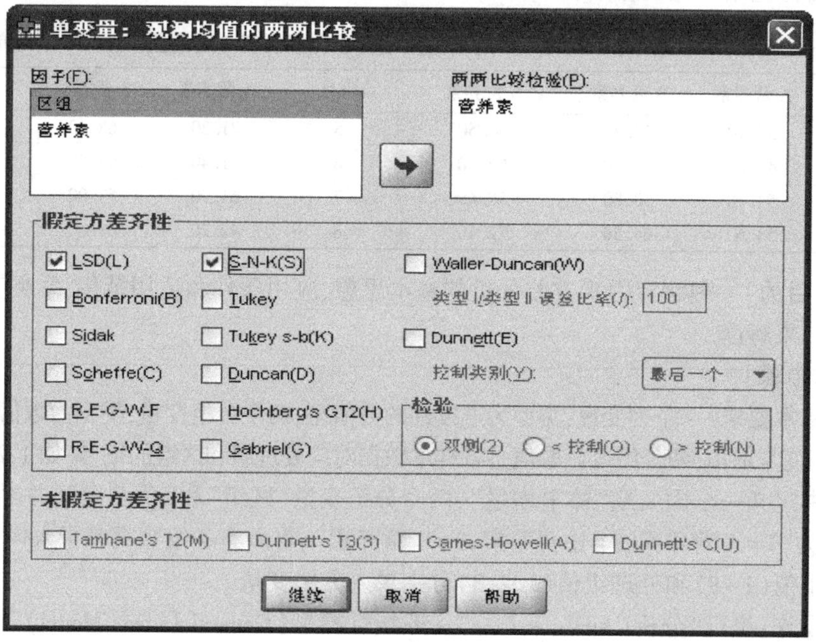

图 5-3　双因素两两比较界面

设置完毕后,回到主界面,单击“确定”按钮。

[主要结果与分析]

表 5-6　双因素方差分析

因变量:体重增量

源	Ⅲ型平方和	df	均方	F	Sig.
模型	75623.078[a]	10	7562.308	247.196	.000
区组	2184.126	7	312.018	10.199	.000
营养素	188.501	2	94.250	3.081	.078
误差	428.292	14	30.592		
总计	76051.370	24			

a.R 方=.994(调整 R 方=.990)

表 5-6 方差分析结果显示,区组的影响($F=10.199, P=0.000<0.05$)差异有统计学意义,说明不同区组间小白鼠体重增量总体均数不同;处理因素(营养素)的影响($F=3.081$, $P=0.078>0.05$)差异无统计学意义,尚不能认为不同营养素对小白鼠体重增量的总体均数有差异,要了解各组之间总体均数是否有差异,尚需要分析多重比较的结果。

表 5-7　双因素方差分析两两比较

因变量:体重增量

	(I) 营养素	(J) 营养素	均值差值(I-J)	标准误差	Sig.	95% 置信区间	
						下限	上限
LSD	A 营养素	B 营养素	-1.3000	2.76552	.646	-7.2314	4.6314
		C 营养素	-6.4875*	2.76552	.034	-12.4189	-.5561
	B 营养素	A 营养素	1.3000	2.76552	.646	-4.6314	7.2314
		C 营养素	-5.1875	2.76552	.082	-11.1189	.7439
	C 营养素	A 营养素	6.4875*	2.76552	.034	.5561	12.4189
		B 营养素	5.1875	2.76552	.082	-.7439	11.1189

基于观测到的均值

误差项为均值方 (错误)= 30.592

*.均值差在 0.05 级别上较显著

表 5-7 两两比较结果显示只有 A 营养素与 C 营养素间检验的 $P=0.034<0.05$,即两者差异有统计学意义,且均值差值为-6.4875,说明 C 营养素对小白鼠体重增量的总体均数高于 A 营养素;其他 A 营养素与 B 营养素间、B 营养素与 C 营养素间对小白鼠体重增量的总体均数差异无统计学意义,尚不能认为两者对小白鼠体重增量的总体均数有差异。

5.3　单因变量协方差分析

【统计学知识】

协方差分析(Analysis of Covariance)是为消除难以控制的随机变量(混杂因素)的影响,将回归分析和方差分析结合起来检验多组样本间的总体均数差异是否有统计学意义的一种参数检验方法。

一、基 本 原 理

协方差分析的基本原理是将那些难以控制的随机变量作为协变量,建立因变量随协变量变化的线性回归关系,从因变量的总平方和中扣除协变量对因变量的回归平方和,尽量排除协变量的影响,再对修正后的主效应进行方差分析,从而实现对控制变量效果的准确评价。

二、应 用 条 件

(1) 满足方差分析的应用条件:因变量服从正态分布、各因变量取值相互独立、各样本总体方差相等。

(2) 协变量与因变量间存在线性关系,且斜率相同,即各组协变量与因变量所建立的回归直线基本平行。

(3) 协变量是不影响处理因素的变量,即协变量与处理因素之间没有交互影响。

三、适用范围与对象

适用于两组或多组之间总体均数比较时,存在一些难以控制的混杂因素,但是这些混杂因素如果不控制将对结果变量产生较大影响。应注意,协变量与因变量一样都是连续型变量。

【实例分析】

[实例 5.3] 为了解 A、B、C 三种健身模式对体重的控制效果。将 24 位肥胖者按照完全随机设计方法分成三组,然后采用健康教育方式引导每组受试者分别采取 A、B、C 三种不同的健身模式每天进行 2h 的锻炼来控制体重,一月后测量其体重,结果如表 5-8 所示。问三种不同的健身模式对体重控制有无差别?

表 5-8 受试者锻炼前后体重 (单位:kg)

模式 A		模式 B		模式 C	
初始体重	后测体重	初始体重	后测体重	初始体重	后测体重
85	70	97	77	89	82
83	68	90	76	91	84
75	65	100	78	83	80
76	67	95	78	95	83
80	67	103	81	100	85
91	71	106	82	102	87
84	69	99	79	105	90
90	72	94	78	110	92

[实验目的] 熟悉协方差分析的基本思想、应用条件、适用范围,掌握协方差分析的 SPSS 操作实现和结果解读。

[操作步骤]

变量基本要求:一个因变量,类型为连续性的数值型;一个(或多个)分组变量(处理因素),类型为数值型;一个(或多个)协变量,类型是连续性的数值型;各组样本数据分别是因变量和协变量的取值,一个(或多个)分组变量取值是各样本数据对应处理组的编号(如1,2,3,…)。

本例中定义一个因变量"后测体重",一个协变量"初始体重",一个分组变量"健身模式",并对"健身模式"设置"值"为"1=模式A,2=模式B,3=模式C",将各样本的两组数据分别录入因变量和协变量,数据对应的处理组值(1、2、3)录入分组变量。

菜单操作:用SPSS进行协方差分析,一般分两个步骤进行,首先进行回归斜率是否相等的检验,然后进行协方差分析。

(1) **菜单操作**:执行"图形(Graphs)"→"旧对话框(Legacy dialogs)"→"散点/点状(Scatter/Dot)"菜单命令,进入散点图主界面。

界面参数设置:单击"简单分布(Simple Scatter)"按钮,再单击"定义(Define)"按钮;将"初始体重"添加到"Y轴(Y Axis)"列表框,将"后测体重"添加到"X轴(X Axis)",将"运动模式"添加到"设置标记(Set Markers by)",其他采用默认值,单击"确定"按钮,绘制散点图,然后双击散点图,出现"图形编辑器"页面,点击散点图上边"添加子组拟合线"框,关闭"图形编辑器"页面,结果如图5-4所示。

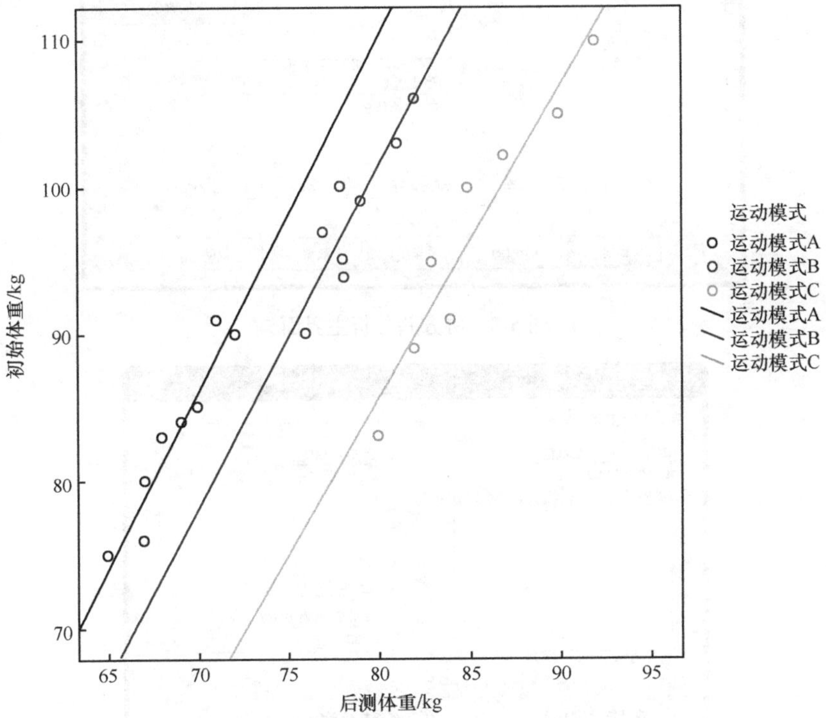

图5-4　后测体重与前测体重散点图

图5-4可以看出三组中初始体重和后测体重有明显的直线趋势,且三组中直线趋势的斜率接近,可以进一步进行协方差分析。

(2) **协方差分析**:执行"分析(Analyze)"→"一般线性模型(General Linear Model)"→"单变量(Univariate)"菜单命令,进入协方差分析主界面。

界面参数设置:在协方差分析主界面,将因变量"后测体重"添加到"因变量(Dependent Variable)"列表框,将"运动模式"添加到"固定因子(Fixed Factors)"列表框,将"初始体重"添加到"协变量(Covariate)"列表框,界面如图 5-5 所示。

单击"选项(Options)"按钮,进入结果输出框,将"运动模式"添加至"显示均数(Display Means for)"列表框,输出不同运动模式后测体重调整后(考虑协变量效应之后)的边缘平均值;选中"比较主效应(Compare Main Effects)"复选框,对"运动模式"各组的后测体重平均值进行组间比较;在"置信区间调节(Confidence Interval Adjustment)"下拉列表框中选择 LSD 选项,意为进行 Tukey LSD 事后检验;在"输出(Display)"区域,选中"描述统计(Descriptive Statistics)"和"方差齐性检验(Homogeneity Tests)"复选框分别输出每一组的描述统计量和方差齐性检验结果,界面如图 5-6 所示,单击"继续(Continue)"按钮。

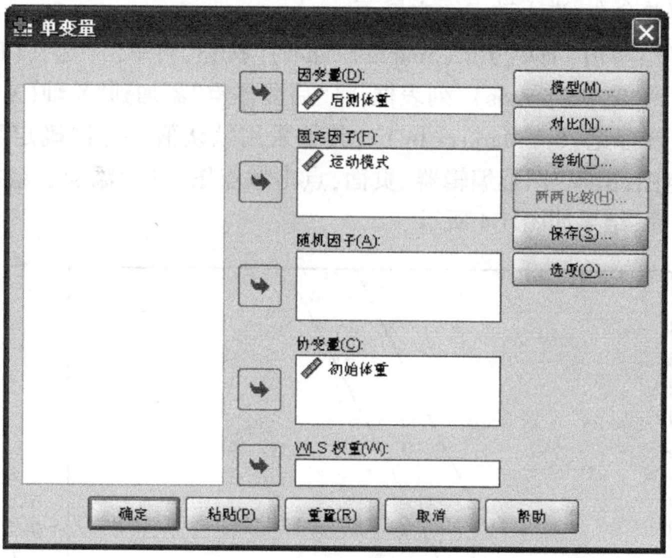

图 5-5 协方差分析主界面

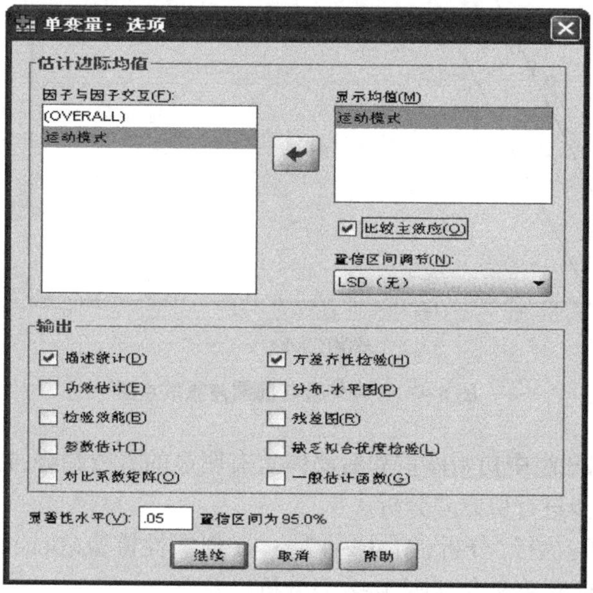

图 5-6 协方差分析选项主界面

在主界面中单击“模型(Model)”按钮打开“单变量:模型(Univariate:Model)”对话框。本例采用完全因素模型,即默认选中“全因子(Full Factorial)”选项,完全因素模型包括全部因素变量和协变量的主效应、因素变量间的交互效应,但不包括与协变量的交互效应。单击“继续(Continue)”按钮回到主界面,单击“确定”按钮。

[**主要结果与分析**]

表 5-9 协方差分析方差齐性检验

误差方差等同性的 Levene 检验[a]

因变量:后测体重

F	df1	df2	Sig.
1.379	2	21	.274

检验零假设,即在所有组中因变量的误差方差均相等

a.设计:截距+初始体重+运动模式

由表 5-9 的方差齐性检验结果可知,检验统计量 F 为 1.379,P 为 0.274>0.05,说明各组总体方差差异无统计学意义,即可以认为各组之间的总体方差满足方差齐性的适用条件。

表 5-10 协方差分析结果

主体间效应的检验

因变量:后测体重

源	Ⅲ型平方和	df	均方	F	Sig.
校正模型	1298.919[a]	3	432.973	454.815	.000
截距	184.108	1	184.108	193.396	.000
初始体重	162.585	1	162.585	170.787	.000
运动模式	367.799	2	183.900	193.177	.000
误差	19.040	20	.952		
总计	145623.000	24			
校正的总计	1317.958	23			

a.R 方=.986(调整 R 方=.983)

由表 5-10 协方差分析结果可知,协变量“初始体重”对因变量“后测体重”检验的统计量值 F=170.787,伴随概率值 P=0.000,说明初始体重对后测体重的影响有统计学意义;处理因素变量“运动模式”对因变量“后测体重”检验的统计量值 F=193.177,伴随概率值 P=0.000,说明“运动模式”对“后测体重”的影响也有统计学意义,表明三个运动模式组间体重减少的总体均数不全相等。哪些组间有差异,必须查看组间多重比较结果。

表 5-11 三组调整后的平均值

因变量:后测体重

运动模式	均值	标准误差	95%置信区间	
			下限	上限
1	72.524[a]	.456	71.572	73.475
2	76.448[a]	.383	75.649	77.247
3	83.653[a]	.369	82.883	84.424

a. 模型中出现的协变量在下列值处进行评估:初始体重=92.63

表 5-11 给出了各组调整后的平均值,即后测体重的模型预测平均值。

表 5-12　三组间两两比较

因变量:后测体重

(I) 运动模式	(J) 运动模式	均值差值 (I-J)	标准误差	Sig. a	差分的 95% 置信区间 a	
					下限	上限
1	2	-3.924*	.674	.000	-5.330	-2.518
	3	-11.130*	.650	.000	-12.486	-9.773
2	1	3.924*	.674	.000	2.518	5.330
	3	-7.206*	.489	.000	-8.226	-6.185
3	1	11.130*	.650	.000	9.773	12.486
	2	7.206*	.489	.000	6.185	8.226

基于估算边际均值

*.均值差值在 .05 级别上较显著

a.对多个比较的调整:最不显著差别(相当于未作调整)

表 5-12 给出了三组进行两两比较的结果,由该表可知,三组间两两总体均值的差异都有统计学意义,可以认为三种不同的健身模式对体重控制效果都有差别。

5.4 重复测量方差分析

【统计学知识】

重复测量资料是指对受试对象给予一种或多种处理后,对同一受试对象的某项观测指标进行多次测量所得到的数据。如同一种药物不同剂型在病人使用后不同时间的血药浓度,对病人治疗(手术)后一天、三天、一周、两周等多个时间点进行指标检测和观察。重复测量研究的目的是探讨同一研究对象在不同时间点上某指标的变化情况。重复测量观测值之间因为来自同一受试对象的不同时间点,数据间存在相关性,不宜采用常规的方差分析方法,否则将会增大犯 I 类错误的概率。

一、基本原理

重复测量资料方差分析基本原理也是将总变异 $SS_{总}$ 和总自由度 $v_{总}$ 进行相应的分解。假设处理因素为 A,测量时间为 B,且两个因素相互独立,即无交互作用,则有 $SS_{总}=SS_{组间}$(观察对象)$+SS_{组内}$(重复测量),其中

$$SS_{组间}(观察对象)=SS_{处理A}(处理因素)+SS_{组间误差}$$

$$SS_{组内}(重复测量)=SS_{测量时间B}(时间因素)+SS_{组内误差}$$

将以上公式代入,即得 $SS_{总}=SS_A+SS_B+SS_{组间误差}+SS_{组内误差}$,自由度也相应分解为 $v_{总}=v_A+v_B+v_{组间误差}+v_{组内误差}$。

二、应用条件

重复测量方差分析要求各测量总体满足正态性、方差齐性及球形度(Sphericity)或复合对称性(Compound Symmetry)。其中的球形性指误差协方差矩阵主对角线上各方差及各协

方差相等。球对称通常采用球形检验(Mauchly's Test of Sphericity)来判断,如不满足“球对称”假设,则方差分析的 F 值是偏大的,增大了犯 I 类错误的概率,需要应用“球对称”校正系数对受试对象内所有变异的自由度进行校正。

三、适用范围与对象

适用于对受试对象进行多个时间点连续观测的数据,用于判断处理因素和时间变量是否对结果变量(因变量)产生影响。

【实例分析】

[实例 5.4] 某医生为了解血液放置时间是否影响血糖测量浓度,分别对两组受试者抽血化验血糖浓度(单位:mmol/L),并分别在抽血后 0min、45min、90min 和 135min 对 8 个受试者的血样进行血糖测定,数据如表 5-13 所示。试分析血液放置时间是否影响血糖的浓度。

表 5-13　受试者不同时间点血糖浓度
(单位:mmol/L)

组别	放置时间			
	0min	45min	90min	135min
1	5.32	5.32	4.98	4.65
1	5.32	5.26	4.93	4.70
1	5.94	5.88	5.43	5.04
1	5.49	5.43	5.32	5.04
2	5.71	5.49	5.43	4.93
2	6.27	6.27	5.66	5.26
2	5.88	5.77	5.43	4.93
2	5.32	5.15	5.04	4.48

[实验目的] 理解重复测量方差分析的基本思想、应用条件及适用范围,掌握重复测量方差分析的 SPSS 操作实现和结果解读。

[操作步骤]

变量基本要求:至少一组因变量(重复测量至少两次,也称为组内因变量),一般来说,同组因变量命名方式,如血压 1、血压 2、血压 3(三个时点测量血压),类型为连续性数值型;一个(多个)分组变量(处理因素),类型是数值型;也可以有一个(多个)协变量,类型是连续性数值型;各时点样本数据分别是组内因变量的取值,一个(或多个)分组变量取值是各样本数据对应处理组的编号(如 1,2,3,…)。

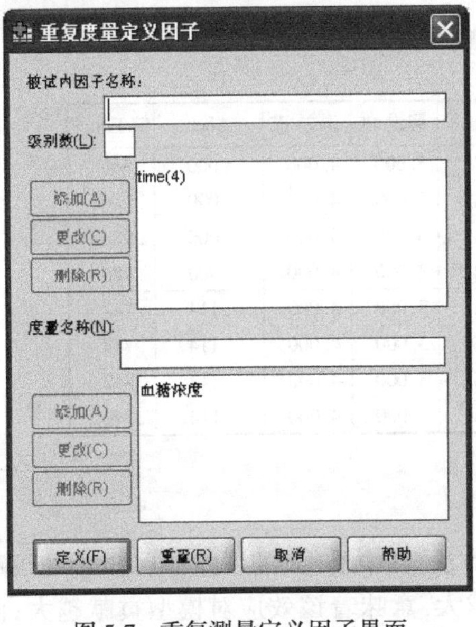

图 5-7　重复测量定义因子界面

本例中定义 4 个因变量“血糖浓度 Time1”“血糖浓度 Time2”“血糖浓度 Time3”及“血糖浓度 Time4”和一个分组变量“组别”。将抽血后 0min、45min、90min 和 135min 测得的样本数据分别录入组内因变量,数据对应的处理组值 1、2 录入分组变量。

菜单操作:执行“分析(Analyze)”→“一般线性模型(General Linear Model)”→“重复度量(Repeated Measures)”菜单命令,打开“重复测量定义因子”界面。

界面参数设置:在“被试内因子名称(Within-Subject Factor Name)”文本框中输入“time”定义重复测量的时间变量名;在“级别数(Number of Levels)”数值框输入重复次数 4,单击“添加(Add)”按钮;在“度量名称(Measure Name)”文本框中输入“血糖浓度”定义观察变量,单击“添加(Add)”按钮将其添加到列表框。界面如图 5-7 所示。

单击“定义(Define)”按钮进入“重复度量”设置界面。

将组内因变量“血糖浓度 Time1”“血糖浓度 Time2”“血糖浓度 Time3”及“血糖浓度 Time4”分别对应选入“群体内部变量(Within-Subjects Variable)”列表框;将“组别”选入“因子列表(Between-Subjects Variable)”列表框;单击“选项(Options)”按钮,选中“功效估计(Estimates of Effect Size)”和“方差齐性检验(Homogeneity Tests)”复选框,单击“继续(Continue)”按钮,界面如图 5-8 所示,单击“确定”按钮。

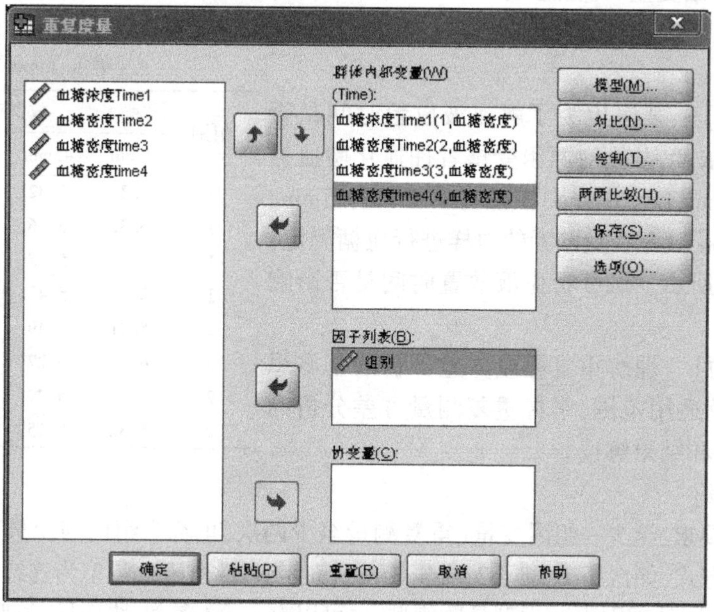

图 5-8　重复测量设置界面

[主要结果与分析]

表 5-14　多变量方差分析表

多变量检验[b]

效应		值	F	假设 df	误差 df	Sig.	偏 Eta 方
time	Pillai 的跟踪	.986	90.942[a]	3.000	4.000	.000	.986
	Wilks 的 Lambda	.014	90.942[a]	3.000	4.000	.000	.986
	Hotelling 的跟踪	68.206	90.942[a]	3.000	4.000	.000	.986
	Roy 的最大特征根	68.206	90.942[a]	3.000	4.000	.000	.986
time * 组别	Pillai 的跟踪	.742	3.826[a]	3.000	4.000	.114	.742
	Wilks 的 Lambda	.258	3.826[a]	3.000	4.000	.114	.742
	Hotelling 的跟踪	2.869	3.826[a]	3.000	4.000	.114	.742
	Roy 的最大特征根	2.869	3.826[a]	3.000	4.000	.114	.742

a.精确统计量

b.设计:截距+组别。主体内设计:time

表 5-14 的多变量方差分析结果包括四种检验方法,其中 Pillai 的跟踪、Hotelling 的跟踪和 Roy 的最大特征根三个检验结果统计量数值越大,意味着该效应对模型贡献越大;而 Wilks 的 Lambda(λ)统计值越小,表明对模型贡献越大。四种检验结果不一致时,通常

Pillai 的跟踪结果更稳健。四种检验结果都表明,血液放置时间对血糖浓度的影响差异有统计学意义。

表 5-15　球形度检验

Mauchly 的球形度检验[b]

度量:测量时间

主体内效应	Mauchly 的 W	近似卡方	df	Sig.	Epsilon[a]		
					Greenhouse-Geisser	Huynh-Feldt	下限
time	.036	15.691	5	.009	.409	.546	.333

检验零假设,即标准正交转换因变量的误差协方差矩阵与一个单位矩阵成比例

a.可用于调整显著性平均检验的自由度。在"主体内效应检验"表格中显示修正后的检验

b.设计:截距+组别。主体内设计:time

表 5-15 球形度检验结果显示,$P=0.009<0.05$,说明表 5-14 的检验不满足"球形度"的前提条件,所以需要采用校正系数对自由度校正后再检验。

表 5-16　重复测量组内方差分析表

主体内效应的检验

度量:测量时间

源		Ⅲ平方和	df	均方	F	Sig.	偏 Eta 方
time	采用的球形度	2.960	3	.987	88.544	.000	.937
	Greenhouse-Geisser	2.960	1.228	2.411	88.544	.000	.937
	Huynh-Feldt	2.960	1.639	1.806	88.544	.000	.937
	下限	2.960	1.000	2.960	88.544	.000	.937
time * 组别	采用的球形度	.061	3	.020	1.832	.178	.234
	Greenhouse-Geisser	.061	1.228	.050	1.832	.221	.234
	Huynh-Feldt	.061	1.639	.037	1.832	.211	.234
	下限	.061	1.000	.061	1.832	.225	.234
误差（time）	采用的球形度	.201	18	.011			
	Greenhouse-Geisser	.201	7.367	.027			
	Huynh-Feldt	.201	9.834	.020			
	下限	.201	6.000	.033			

表 5-16 组内方差分析结果同时显示三种自由度校正后的检验结果,仍为 $P=0.000$,说明血液放置时间对血糖的浓度影响差异仍有统计学意义,所以可以认为血液放置时间因素对于血糖浓度有影响,最后一列"偏 Eta 方"表明 time 对模型的贡献为 93.7%;time 和组别间交互作用检验的 P 值都大于 0.05,说明两者间无交互作用。

表 5-17　误差方差均等性检验

误差方差等同性的 Levene 检验[a]

	F	df1	df2	Sig.
血糖浓度 Time1	.246	1	6	.638
血糖密度 Time2	1.014	1	6	.353
血糖密度 Time3	.176	1	6	.689
血糖密度 Time4	.068	1	6	.802

检验零假设,即在所有组中因变量的误差方差均相等

a. 设计:截距+组别。主体内设计:time

表 5-18　重复测量组间方差分析表

主体间效应的检验

度量:测量时间

转换的变量:平均值

源	Ⅲ型平方和	df	均方	F	Sig.	偏 Eta 方
截距	914.530	1	914.530	2432.212	.000	.998
组别	.276	1	.276	.733	.425	.109
误差	2.256	6	.376			

由表 5-17 各组间误差方差均等性检验结果可见,*P* 值均大于 0.05,差异无统计学意义,可以认为所有组中因变量的误差方差均相等,符合重复测量方差分析的适用条件。

表 5-18 组间方差分析结果显示,组别方差分析的 $P=0.425>0.05$,组间差异无统计学意义,可以认为组别因素对血糖浓度无影响。

【思考题】

1. 前后测量设计、设立对照的前后测量设计为什么不能等同于配对设计和随机区组设计?
2. 协方差分析的基本思想和应用条件是什么?
3. 协方差分析与方差分析有何区别和联系?

【实验案例】

[**案例 5.1**]　为了分析三个班学生高等数学成绩有无差别,分别从三个班级随机抽取 10 名学生,其高等数学成绩如表 5-19 所示,问三个班级同学的成绩有无差别?

表 5-19　三个班级高等数学成绩

1 班	86	85	84	75	74	75	76	84	85	75
2 班	95	85	71	76	69	94	85	75	72	79
3 班	86	94	89	69	87	89	84	85	95	92

[**案例 5.2**]　为研究不同剂量雌激素对大白鼠子宫重量的影响,取 4 窝不同种系的大白鼠,每窝 3 只,随机分配到 3 个组内接受不同剂量雌激素的注射,然后测定其子宫重量,数据如表 5-20 所示。问注射不同剂量的雌激素对大白鼠子宫重量是否有影响?

表 5-20　大白鼠注射不同剂量雌激素后的子宫重量

大白鼠种系	雌激素剂量		
	低剂量组	中剂量组	高剂量组
A 种系	106	116	145
B 种系	42	68	115
C 种系	70	111	133
D 种系	42	63	87

[**案例 5.3**]　将体重相近、出生 3 周的 36 只大白鼠,随机分到核黄素缺乏组、限食量组

与不限食量组进行喂养,测得大白鼠的体重(单位:g)与食物消耗量(单位:J)如表5-21所示,试检验三种喂养方式是否有差异。

表5-21 三种喂养方式下大白鼠的食物消耗量及体重

核黄素缺乏组		限食量组		不限食量组	
食物消耗	体重	食物消耗	体重	食物消耗	体重
265.9	27.0	293	32.0	544.7	160.3
271.6	41.7	323.9	47.7	481.2	96.1
210.2	25.0	302.2	36.7	418.9	114.6
300.1	52.0	358	65.0	556.6	134.8
262.2	14.5	306.8	39.0	394.5	76.3
304.4	48.8	304.6	37.9	426.6	72.8
272.4	48.0	331.4	51.5	416.1	99.4
248.2	9.5	282.6	26.7	549.9	133.7
242.8	37.0	310.7	41.0	580.5	147.0
342.9	56.5	350.7	61.3	608.3	165.8
356.9	76.0	431	102.1	559.6	169.8
198.2	9.2	245.9	8.1	371.9	54.3

[**案例5.4**] 将手术要求基本相同的15名患者随机分成3组,在手术过程中分别采用A、B、C三种麻醉诱导方法,在T0(诱导前)、T1、T2、T3、T4五个时点测量患者的收缩压,结果如表5-22所示,试进行方差分析。

表5-22 不同麻醉诱导时患者的收缩压 (单位:mmHg)

诱导方法	患者序号	麻醉诱导时间				
		T0	T1	T2	T3	T4
A	1	120	108	112	120	117
A	2	118	109	115	126	123
A	3	119	112	119	124	118
A	4	121	112	119	126	120
A	5	127	121	127	133	126
B	6	121	120	118	131	137
B	7	122	121	119	129	133
B	8	128	129	126	135	142
B	9	117	115	111	123	131
B	10	118	114	116	123	133
C	11	131	119	118	135	129
C	12	129	128	121	148	132
C	13	123	123	120	143	136
C	14	123	121	116	145	126
C	15	125	124	118	142	130

第6章　非参数假设检验

参数假设检验要求总体的分布类型已知，但在实际中，总体分布类型往往难以明确。非参数假设检验就是在总体分布类型未知的条件下，对总体某些非参数信息假设进行检验的一类假设检验方法。其特点是方法简单，容易理解，但由于其利用已知信息较少，检验效能相比参数检验较差。所以在假设检验方法选择时，优先选择参数假设检验，当不满足参数检验条件时，才考虑非参数假设检验。

本章介绍几种常用的非参数检验方法：拟合优度检验、独立样本的非参数检验以及相关样本的非参数检验等。

6.1　拟合优度检验

拟合优度检验主要包括两类：①样本总体的频数分布与期望频数分布的拟合检验，常采用皮尔逊卡方拟合优度检验；②某一总体分布与已知理论分布的拟合分布检验，可以采用先统计分组处理，再利用皮尔逊卡方检验方法，而更简单的办法是采用单样本的K-S检验(one sample Kolmogorov Smirnov Test)，SPSS软件提供了单样本K-S检验。值得注意的是，拟合分布检验一般希望不拒绝原假设 H_0，所以要求较高的检验水准(常取 $\alpha=0.20$)，以减少犯第二类错误的概率。

一、χ^2 拟合优度检验

【统计学知识】

皮尔逊 χ^2 拟合优度检验是一种利用样本数据，检验总体的频数分布与已知频数分布是否一致的常用方法。它适用于计数资料，若是计量资料，则需要先统计分组处理，转化为计数资料。需要注意的是该法要求每组的理论频数不小于5。

χ^2 拟合优度检验的原假设 H_0：总体的频数分布与已知频数分布一致。

χ^2 拟合优度检验的统计量为

$$\chi^2=\sum_{i=1}^{k}\frac{(f_{oi}-f_{ei})^2}{f_{ei}}\sim\chi^2(k\text{-}1)$$

式中，f_{oi}为第 i 组的实际频数，$f_{ei}=np_i$ 为第 i 组的理论频数(p_i 为落在第 i 个区间的概率值)，k 为资料的分组数，n 为样本容量。

【实例分析】

[**实例6.1**]　某市经一年统计，发现星期一至星期日共7天中各日居民的死亡平均数如表6-1所示，试检验一周内各日的死亡危险性是否有差异。

表 6-1 各日居民的死亡平均数

星期	一	二	三	四	五	六	七
死亡人数	11	19	17	15	16	16	19

[实验目的] 理解卡方拟合优度检验的基本思路和适用条件,掌握其 SPSS 的操作实现和结果解读。

[操作步骤]

变量基本要求:一个频数变量,变量类型为数值型,所有频数是其取值,且频数变量需要加权处理;一个分组变量,变量类型为数值型;一组已知的频数分布数列(要求其分组方法与样本一致)。

本例定义两个变量:"星期"和"死亡人数",变量类型均为数值型。将死亡人数录入"死亡人数"变量;将星期录入"星期"变量。

菜单操作:

(1) 变量加权。执行"数据(Data)"→"加权个案(Weight Cases)"菜单命令,将频数变量"死亡人数"选入"频率变量(Frequency Variable)"列表框,单击"确定"按钮。

(2) χ^2 拟合优度检验。执行"分析(Analyze)"→"非参数检验(Nonparametric Tests)"→"卡方(Chi-square)"菜单命令,出现卡方拟合优度检验界面。

界面参数设置:将变量"星期"添加到"检验变量列表(Test Variables List)"列表框;在"期望值(Expected Values)"区域,单击"所有类别相等(All Categories Equal)"按钮(若是频数分布数列不全相等,则要单击"值(Values)"按钮,在框中分别输入各组的期望频数,添加至相应列表框中。其他采用默认,单击"确定"按钮,界面如图 6-1 所示。

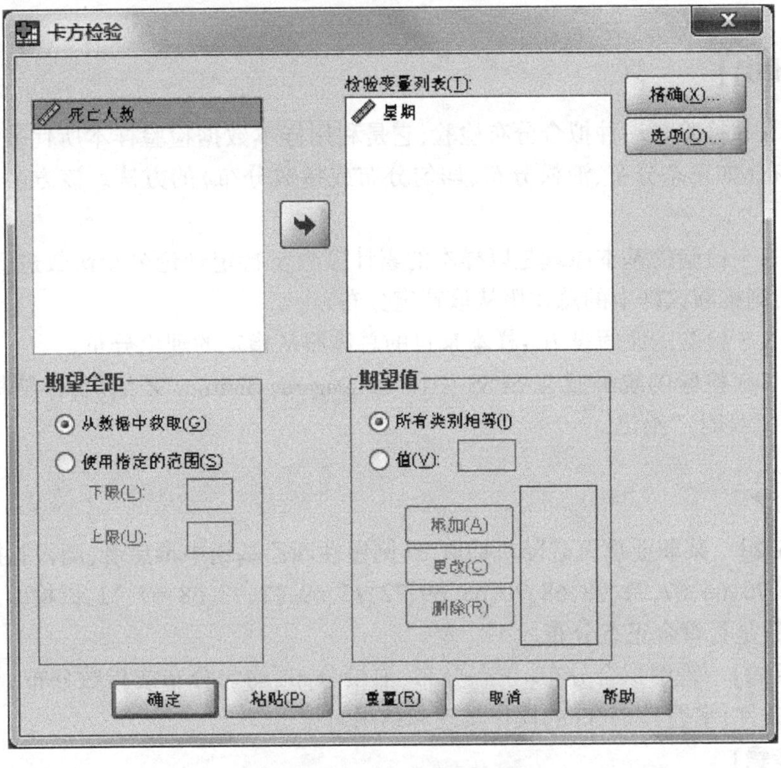

图 6-1 χ^2 拟合优度检验界面

［主要结果与分析］ 见表 6-2、表 6-3。

表 6-2 理论频数表

星期	观察数	期望数	残差
1	11	16.1	-5.1
2	19	16.1	2.9
3	17	16.1	.9
4	15	16.1	-1.1
5	16	16.1	-.1
6	16	16.1	-.1
7	19	16.1	2.9
Total	113		

表 6-3 χ^2 拟合优度检验结果

检验统计量

	星期
卡方	2.779[a]
df	6
渐进显著性	.836

a. 0 个单元(.0%)具有小于 5 的期望频率。单元最小期望频率为 16.1

由表 6-3 可见，统计量值$\chi^2=2.779$，伴随概率 $P=0.836$，大于检验水准 0.05。说明一周内各日的死亡危险性差异没有统计学意义，因此可以认定一周内各日的死亡危险性无差异。

二、单样本 K-S 检验

【统计学知识】

单样本 K-S 检验是一种拟合分布检验，它是利用样本数据检验样本所代表的总体是否服从特定分布(如正态分布、泊松分布、均匀分布或指数分布)的方法。该方法一般要求样本量较大。

单样本 K-S 检验的基本原理是以样本的累计频数与特定理论分布函数进行比较，若两者差异不大，则推断该样本的总体服从该特定分布。

单样本 K-S 检验的原假设 H_0：样本来自的总体服从指定的理论分布。

单样本 K-S 检验的统计量在 SPSS 中以 Kolmogorov-Smirnov Z 给出，伴随概率 P 值以“渐近显著性(双侧)”给出。

【实例分析】

［**实例 6.2**］ 某职业病医院随机抽取 20 例慢性四乙基铅中毒患者，测得脉搏(次/min)为 54、67、68、70、66、67、71、78、68、70、65、69、72、73、59、71、73、58、57、72，试检验四乙基铅中毒患者脉搏数是否符合正态分布。

［**实验目的**］ 理解拟合分布(正态分布、泊松分布、均匀分布或指数分布)检验的基本思路和适用条件，掌握其 SPSS 的操作实现和结果解读。

［**操作步骤**］

变量基本要求：一个（或多个）检验变量，变量类型为数值型，所有数据是其取值。

本例定义数值型变量“脉搏次数”，将脉搏次数数据全部录入。

菜单操作：执行“分析（Analyze）”→“非参数检验（Nonparametric Tests）”→“1-样本 K-S（1-sample K-S）”菜单命令，出现拟合分布检验界面。

界面参数设置：将变量“脉搏次数”添加到“检验变量列表（Test Variables List）”列表框；在“检验分布（Test Distributions）”区域，默认选中“常规（Normal，正态分布）”复选框，其他采用默认设置，单击“确定”按钮。界面如图6-2所示。

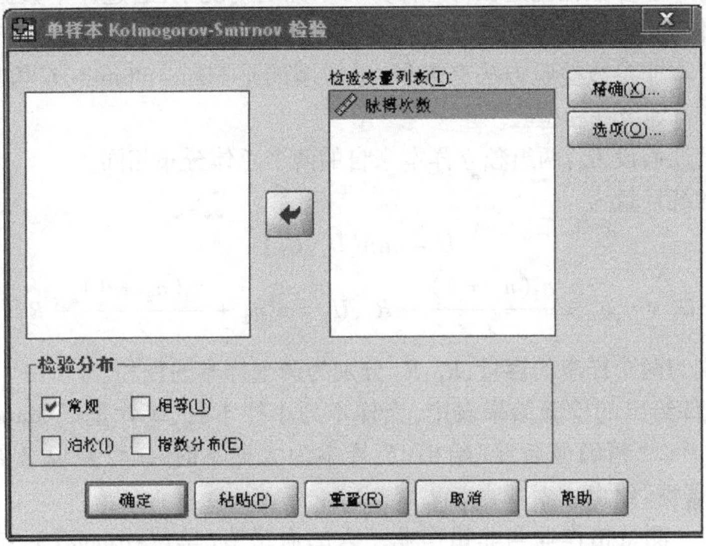

图6-2　拟合分布检验界面

[主要结果与分析]

表6-4　单样本 K-S 检验结果

单样本 Kolmogorov-Smirnov 检验

		脉搏次数
N		20
正态参数[a,b]	均值	67.35
	标准差	6.209
最极端差别	绝对值	.178
	正	.134
	负	-.178
Kolmogorov-Smirnov Z		.794
渐近显著性（双侧）		.554

a. 检验分布为正态分布

b. 根据数据计算得到

由表6-4可见，统计量值K-S $Z=0.794$，伴随概率值P为0.554，大于检验水准0.20，说明四乙基铅中毒患者脉搏数的分布与正态分布差异无统计学意义，故可认为脉搏数服从正态分布。

6.2 独立样本的非参数检验

一、两个独立样本的非参数检验

【统计学知识】

两个独立样本非参数检验是在对总体分布未知的情况下,通过样本数据检验两个独立样本的对应总体分布或分布位置差异是否有统计学意义(或两个样本是否来自同一总体)。

两个独立样本非参数检验方法有多种,最常用的是 Mann-Whitney U 检验,也称为威尔科克逊(Wilcoxon)等级秩和检验。

秩和检验的原假设 H_0:两组独立样本来自的两个总体分布相同。

秩和检验的统计量为

$$U = \min(U_1, U_2)$$

$$U_1 = n_1 n_2 + \frac{n_1(n_1 + 1)}{2} - R_1, U_2 = n_1 n_2 + \frac{n_2(n_2 + 1)}{2} - R_2$$

式中,n_1、n_2 分别为两个样本的容量,R_1、R_2 分别为两个样本的秩和。

在 SPSS 软件给出的检验结果表中,当样本为小样本时,统计量以 Mann-Whitney U 给出,伴随概率值 P 以"精确显著性"给出;当样本为大样本时,统计量以 Z 给出,伴随概率 P 值以"渐近显著性"给出。

[实例 6.3] 测量铅作业与非铅作业工人的血铅值(单位:μmol/L),结果如表 6-5 所示。试检验铅作业与非铅作业工人的血铅值是否有差异?

表 6-5 两种作业组工人血铅值数据

铅作业	0.82	0.87	0.97	1.21	1.64	2.08	2.13			
非铅作业	0.24	0.24	0.29	0.33	0.44	0.58	0.63	0.72	0.87	1.01

[实验目的] 理解两个独立样本秩和检验的基本思路和适用条件,掌握其 SPSS 的操作实现和结果解读。

[操作步骤]

变量基本要求:一个(或多个)检验变量,变量类型为数值型;一个分组变量,变量类型为数值型;两个样本数据全部为检验变量取值,两个样本的组别通过分组变量值(如 0、1 或 1、2 等)区分。

本例定义一个检验变量"血铅值"和一个分组变量"是否铅作业者";将两组血铅值数据全部录入检验变量,在分组变量中,铅作业者组录入 1,非铅作业者组录入 0。

菜单操作:执行"分析(Analyze)"→"非参数检验(Nonparametric Tests)"→"两独立样本(2 Independent Samples)"菜单命令,出现两个独立样本检验界面。

界面参数设置:将检验变量"血铅值"添加到"检验变量列表(Test Variables List)"列表框;将分组变量"是否铅作业者"添加到"分组变量(Grouping Variable)"列表框,并单击"定义组(Define Groups)"按钮,在"组 1(Group1)"和"组 2(Group2)"文本框中分别输入分组变量的两个取值 1 和 0。其他采用默认设置,单击"确定"按钮,界面如图 6-3 所示。

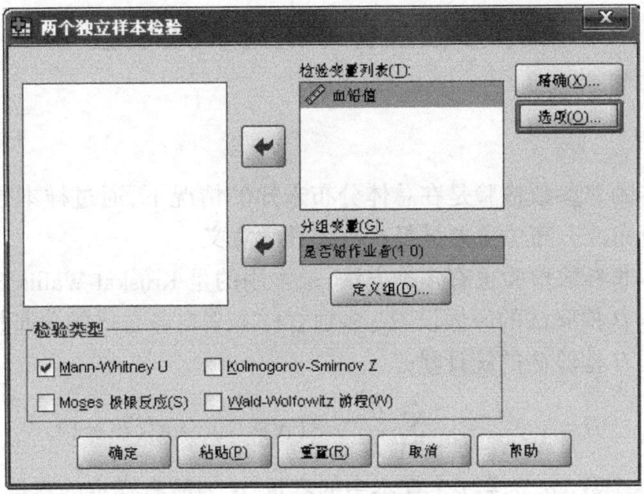

图 6-3　两个独立样本检验界面

[主要结果与分析]

表 6-6　两组秩均值结果

秩

	是否铅作业者	N	秩均值	秩和
血铅值	否	10	5.95	59.50
	是	7	13.36	93.50
	总数	17		

由表 6-6 可见，铅作业与非铅作业两组工人血铅值的平均秩分别为 13.36 和 5.95，显然铅作业组血铅值的平均秩较高。

表 6-7　秩和检验结果

检验统计量[b]

	血铅值
Mann-Whitney U	4.500
Wilcoxon W	59.500
Z	-2.980
渐近显著性(双侧)	.003
精确显著性[2*(单侧显著性)]	.001[a]

a. 没有对结进行修正

b. 分组变量：是否铅作业者

由表 6-7 可见，小样本时的统计量值 Mann-Whitney U 为 4.5，对应伴随概率值 P 为 0.001，大样本时统计量值 Z 为-2.98，对应伴随概率值 P 为 0.003。本例为小样本，应取前者，P 为 0.001，远小于检验水准 0.05，说明铅作业工人和非铅作业工人血铅值之间的差异有统计学意义，所以可以认为铅作业与非铅作业工人的血铅值有差异。

二、多独立样本的非参数检验

【统计学知识】

多个独立样本的非参数检验是在总体分布未知的情况下，通过样本数据检验多个独立样本对应总体的分布或分布位置差异是否有统计学意义。

多个独立样本非参数检验也有多种方法，最常用的是 Kruskal-Wallis H 检验法。

Kruskal-Wallis H 检验法的原假设 H_0：多独立样本来自各总体的分布相同。

Kruskal-Wallis H 检验法的统计量是

$$H = \frac{12}{N(N+1)}\sum_{i=1}^{k}\frac{R_i^3}{n_i} - 3(N+1) \sim \chi^2(k-1)$$

式中，k 为独立样本个数，n_i 为第 i 个样本中的容量，N 为所有样本的容量之和，R_i 为第 i 个样本的秩和。

需要说明的是，SPSS 软件没有提供多个独立样本非参数检验后的两两比较的检验方法，若需要应采用其他途径进行两两比较检验。

【实例分析】

[实例 6.4] 已知正常人、单纯性肥胖和皮质醇增多症三种人群的血浆总皮质醇测定值（100μmol/L）如表 6-8 所示，试检验三种人群的血浆总皮质醇测定有无差别。

表 6-8 三种人群的血浆总皮质醇测定值

正常人	0.11	0.52	0.61	0.69	0.77	0.86	1.02	1.08	1.27	1.92
单纯性肥胖	0.17	0.33	0.55	0.66	0.86	1.13	1.38	1.63	2.04	3.75
皮质醇增多症	2.70	2.81	2.92	3.59	3.86	4.08	4.30	4.30	5.96	6.62

[实验目的] 理解多独立样本 Kruskal-Wallis H 检验法的基本思路和适用条件，掌握其 SPSS 的操作实现和结果解读。

[操作步骤]

变量基本要求：一个（或多个）检验变量，变量类型为数值型；一个分组变量，变量类型为数值型；多样本数据全部为检验变量取值，多样本的组别通过分组变量值（如 1，2，3，…）区分。

本例定义一个检验变量“血浆总皮质醇”和一个分组变量“人群组别”；将三组血浆总皮质醇测定值全部录入检验变量，在分组变量中，正常人、单纯性肥胖和皮质醇增多症三种人群分别录入 1、2、3。

菜单操作：执行“分析（Analyze）”→“非参数检验（Nonparametric Tests）”→“K 独立样本（K-independent samples）”菜单命令，出现多独立样本检验界面。

界面参数设置：将检验变量“血浆总皮质醇”添加到“检验变量列表”列表框；将分组变量“人群组别”添加到“分组变量（Grouping Variable）”列表框，并单击“定义范围（Define Range）”按钮，在“最小值（Minimum）”和“最大值（Maximum）”文本框中分别输入 1 和 3。其他采用默认值，单击“确定”按钮，界面如图 6-4 所示。

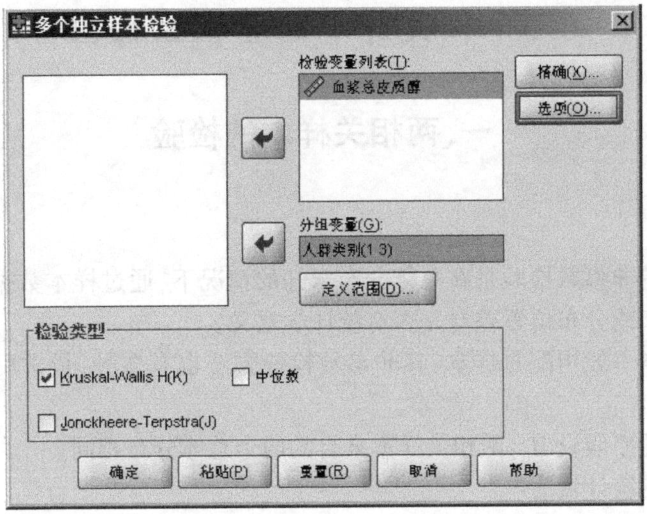

图 6-4　多独立样本检验界面

[主要结果与分析]

表 6-9　各组秩均值结果

	人群类别	N	秩均值
血浆总皮质醇	正常人	10	9.65
	单纯性肥胖	10	11.75
	皮质醇增多症	10	25.10
	总数	30	

由表 6-9 可见,各组的平均秩次分别是 9.65、11.75 和 25.10。

表 6-10　*H* 检验结果

检验统计量[a,b]

	血浆总皮质醇
χ^2	18.130
df	2
渐近显著性	.000

a. Kruskal Wallis 检验

b. 分组变量:人群类别

由表 6-10 可见,检验统计量值 $\chi^2 = 18.13$,伴随概率值 P 为 0.000,远小于检验水准 0.05,说明正常人、单纯性肥胖和皮质醇增多症三种人群的血浆总皮质醇测定值差异有统计学意义,所以可以认为三种人群的血浆总皮质醇测定有差别。

6.3 相关样本的非参数检验

一、两相关样本的检验

【统计学知识】

两相关样本的非参数检验是在总体分布未知的情况下，通过样本数据检验两个相关样本的对应总体分布或分布位置差异是否有统计学意义。

两个相关样本一般指配对样本，其非参数检验方法也有多种，最常用的是 Wilcoxon 检验（符号秩检验）。

符号秩检验的原假设 H_0：两相关样本来自的两个总体分布相同。

符号秩检验的统计量为

$$W = \min(W^+, W^-)$$

式中，W^+ 和 W^- 为两相关样本的差值样本的正秩和与负秩和的绝对值。

在 SPSS 软件给出的检验结果表中，统计量以 Z 给出，伴随概率值 P 以“渐近显著性”给出。

【实例分析】

[实例 6.5] 11 名受试者分别服用两种不同剂型的药物，测得血药浓度达峰时间（经检验不服从正态分布），如表 6-11 所示。试检验两种剂型血药浓度的达峰时间是否具有相同的分布。

表 6-11 两种剂型药物浓度数据

剂型 A/(g/mL)	2.5	3.0	1.25	1.75	3.5	2.5	1.75	2.25	3.5	2.5	2.0
剂型 B/(g/mL)	3.5	4.0	2.5	2.0	3.5	4.0	1.5	2.5	3.0	3.0	3.5

[实验目的] 理解两个相关样本符号秩检验的基本思路和适用条件，掌握其 SPSS 的操作实现方法和结果解读。

[操作步骤]

变量基本要求：一对（或多对）检验变量，变量类型为数值型；两个样本数据分别为两个相关变量的取值。

本例定义两个相关变量“剂型 A 达峰时间”和“剂型 B 达峰时间”，两组数据分别录入两个相关变量。

菜单操作：执行“分析（Analyze）”→“非参数检验（Nonparametric Tests）”→“2 个相关样本（Two Related-samples Tests）”主菜单命令，出现两个关联样本检验界面。

界面参数设置：将相关变量“剂型 A 达峰时间”和“剂型 B 达峰时间”添加到“检验对（Test Pair）”框的 Variable1 和 Variable2 列，其他采用默认值，单击“确定”按钮，如图 6-5 所示。

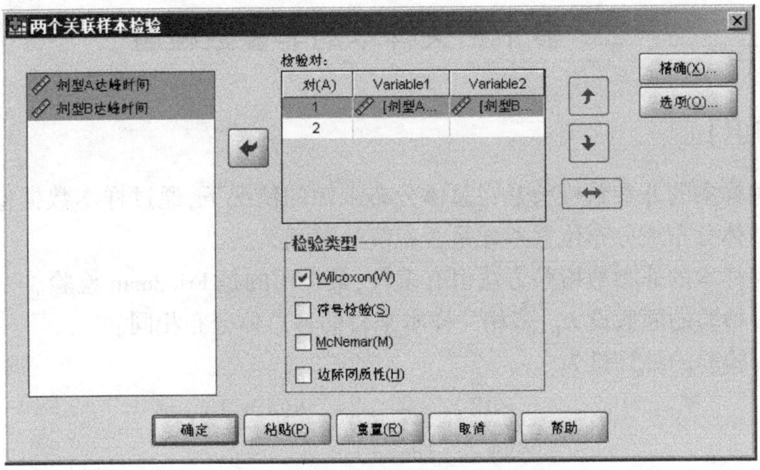

图 6-5　两个相关样本检验界面

[主要结果与分析]

表 6-12　差值样本的秩结果

秩

		N	秩均值	秩和
剂型 B-剂型 A	负秩	2[a]	3.25	6.50
	正秩	8[b]	6.06	48.50
	结	1[c]		
	总数	11		

a. 剂型 B < 剂型 A

b. 剂型 B > 剂型 A

c. 剂型 B = 剂型 A

由表 6-12 可见,差值样本的正秩和与负秩和的绝对值分别为 48.5 和 6.5。

表 6-13　符号秩检验结果

检验统计量[b]

	剂型 B 达峰时间-剂型 A 达峰时间
Z	-2. 150[a]
渐近显著性(双侧)	.032

a. 基于负秩。

b. Wilcoxon 带符号秩检验

由表 6-13 可见,两者差的统计量值 $Z=-2.150$,伴随概率 P 值为 0. 032,小于检验水准 0. 05,说明两种剂型血药浓度的达峰时间分布差异有统计学意义,所以可以认为两种剂型血药浓度的达峰时间不具有相同的分布。

二、多个相关样本的非参数检验

【统计学知识】

多个相关样本的非参数检验是在总体分布未知的情况下,通过样本数据检验多个相关样本的对应总体分布或分布位置差异是否有统计学意义。

多个相关样本的非参数检验方法也有多种,最常用的是 Friedman 检验。

Friedman 检验的原假设 H_0:多相关样本来自的各总体分布相同。

Friedman 检验的统计量为

$$\chi^2 = \frac{12}{bk(k+1)}\sum_{i=1}^{k}(R_i - \frac{b(k+1)}{2})^2$$

式中,b 为各样本观察值的数目,k 表示样本个数, R_i 表示第 i 组样本的秩和。

【实例分析】

[**实例 6.6**] 为探求治疗某种常见疾病的 4 种药物的疗效差异,某研究小组做了 4 组配伍实验(按病人各方面特征近似进行配伍),每组 13 名患者,让每组分别服用这 4 种药,一段时间后,对这 4 种药疗效进行评价(疗效最差为 0,最好为 10),结果如表 6-14 所示。试分析这 4 种药物的疗效是否有差异。

表 6-14 4 种药疗效打分情况

配伍组号	各配伍组的疗效评价												
药物甲组	4	4	5	3	3	2	4	3	3	3	2	1	5
药物乙组	6	6	7	7	8	6	7	6	4	7	5	4	6
药物丙组	7	8	8	7	8	9	7	8	9	9	7	9	9
药物丁组	5	6	6	6	6	7	8	6	7	6	7	4	8

[**实验目的**] 理解多个相关样本 Friedman 检验的基本思路和适用条件,掌握其 SPSS 的操作实现方法和结果解读。

[**操作步骤**]

变量基本要求:多个相关的检验变量,变量类型为数值型,多个样本数据分别为各相关变量的取值。

本例定义 4 个相关变量“药物甲组”“药物乙组”“药物丙组”及“药物丁组”,4 组数据分别录入 4 个相关变量。

菜单操作:执行“分析(Analyze)”→“非参数检验(Nonparametric Tests)”→“k 个相关样本(k Related-samples Tests)”主菜单命令,出现多个关联样本检验界面。

界面参数设置:将 4 个相关变量“药物甲组”“药物乙组”“药物丙组”及“药物丁组”依次添加到“检验变量(Test Variables)”列表框,其他采用默认值,单击“确定”按钮,界面如图 6-6 所示。

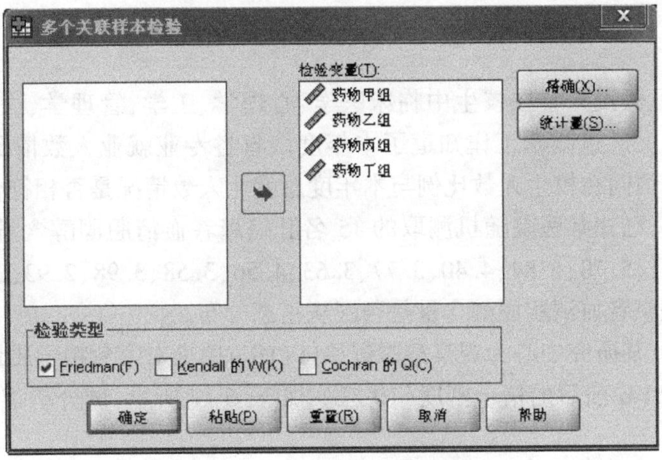

图 6-6　多个关联样本检验界面

[主要结果与分析]

表 6-15　各组秩均值结果

秩

	秩均值
药物甲组	1.00
药物乙组	2.62
药物丙组	3.77
药物丁组	2.62

由表 6-15 可见,各组秩均值分别为 1.00、2.62、3.77 和 2.62,各组秩和为秩均值乘以其样本量。

表 6-16　Friedman 检验结果

检验统计量[a]

N	13
卡方	32. 049
df	3
渐近显著性	. 000

Friedman 检验

由表 6-16 可见,统计量值$\chi^2 = 32.049$,伴随概率值 *P* 为 0. 000,远小于检验水准 0. 05,说明 4 个药物组疗效得分分布差异有统计学意义,所以可以认为 4 种药物的疗效是有差异的。

【思考题】

1. 如何选用参数检验和非参数检验方法?
2. 两个独立样本和配对样本的区别是什么?一般各常用哪种非参数检验方法?

【实验案例】

［案例 6.1］ 假设某省在校生中临床医学、心理学、工学、管理学、法学的人数比例为 8∶1∶25∶5∶2,又通过调研工作知道了本年度该省各专业就业人数情况为 17000、2000、8000、1300、3500,请问在校生人数比例与本年度总就业人数情况是否相符合？

［案例 6.2］ 已知某医院随机测取的 15 名肝癌患者血清胆固醇含量(单位:mmol/L)分别为 3.89、3.41、5.70、6.84、4.40、3.77、3.63、4.56、3.58、3.98、2.93、3.50、2.45、3.87、4.10,请验证肝癌患者血清胆固醇含量是否服从正态分布。

［案例 6.3］ 某研究中心为观察溶脲脲原体(UU)感染对家兔精子质量的影响,分别测定 10 只兔子感染 UU 前后的精子密度(10^9/L),如表 6-17 所示,试分析溶脲脲原体是否影响家兔精子密度。

表 6-17 UU 感染前后家兔精子密度(10^9/L)的变化

编号	1	2	3	4	5	6	7	8	9	10
感染前	336	371	386	364	377	292	288	304	333	302
感染后	258	291	300	285	298	303	312	260	339	290

［案例 6.4］ 某研究人员用中药治疗 12 例心脏病患者,分别于治疗前、治疗后 1 个月和治疗后半年检测某种蛋白的溶解时间(ELT),如表 6-18 所示,请比较三个不同用药时间段的 ELT 是否有差别。

表 6-18 心脏病患者用中药治疗后的 ELT 变化情况

编号	1	2	3	4	5	6	7	8	9	10	11	12
治疗前	190	175	110	140	50	75	75	70	120	85	60	140
疗后 1 个月	187	220	150	160	53	125	100	67	140	70	87	114
疗后半年	170	210	171	155	54	130	116	58	142	110	100	95

［案例 6.5］ 比较甲、乙两种香烟中的尼古丁含量(mg),对甲种香烟做了 10 次测定,对乙种香烟做了 9 次测定,数据如表 6-19 所示,请比较两种香烟的尼古丁含量是否有差异。

表 6-19 甲、乙两种香烟的尼古丁含量情况

甲种香烟	25	28	23	26	29	23	25	27	24	22
乙种香烟	28	29	31	33	32	29	30	37	26	

［案例 6.6］ 研究甲、乙两种病菌对小鼠巨噬细胞吞噬功能的激活作用,将 36 只小鼠随机分为三组,其中一组注射生理盐水作为对照组,使用常规监测办法获得三组吞噬指数如表 6-20 所示,请比较三组吞噬指数是否有差别。

表 6-20 不同病菌对小鼠巨噬细胞的吞噬指数

甲菌组	1.30	1.40	1.60	1.70	1.80	1.70	2.20	1.90	1.80	1.70	1.60	1.50
乙菌组	2.20	1.90	2.66	2.68	2.80	2.70	2.58	2.30	1.80	2.30	2.80	2.40
对照组	3.30	3.40	3.80	2.90	4.00	3.50	3.80	3.75	3.80	3.40	4.10	3.60

第7章 列联表资料的检验

交叉列联表资料的检验是调查研究中应用非常广泛的一类非参数假设检验方法。列联表的行、列属性变量取值都是计数资料,即定类(无序)资料或定序(有序)资料,根据其特点可以将列联表分为三种类型:双向无序列联表、单向有序列联表和双向有序列联表,本章就这三种类型的列联表资料分别介绍其检验方法。

7.1 双向无序列联表的检验

【统计学知识】

双向无序列联表检验主要有:列联表行、列属性的独立性检验,以及两个(或多个)独立样本率、两个(或多个)相关样本率及两组(或多组)构成比的差异比较检验。其检验方法一般采用列联表的皮尔逊χ^2检验。

双向无序列联表皮尔逊χ^2检验的原假设H_0:列联表的行、列属性独立或各样本对应总体的总体率(构成比)相等($\pi_1=\pi_2=\cdots=\pi_k$)。

双向无序列联表皮尔逊χ^2检验的统计量为

$$\chi^2=\sum_{i=1}^{r}\sum_{j=1}^{c}\frac{(o_{ij}-e_{ij})^2}{e_{ij}}\sim\chi^2[(r-1)(c-1)]$$

式中,o_{ij}、e_{ij}分别为列联表第i行第j列的实际频数和理论频数,r、c分别为行、列属性的分类数目,即列联表的行、列数。

值得注意的是该方法在应用中,当样本量大于等于40,而理论频数大于等于1且小于5时,需要用校正的卡方统计量;当样本量小于40或理论频数小于1时,需要用Fisher精确检验法。

【实例分析】

[实例7.1] 研究观察鼻咽癌患者与健康人的血型构成,数据如表7-1所示,试判断患鼻咽癌是否与血型有关。

表7-1 患病与血型情况

类型	血型				合计
	A	B	AB	O	
鼻咽癌	64	86	130	20	300
健康人	125	138	210	26	499
合计	189	224	340	46	799

[实验目的] 理解双向无序列联表皮尔逊χ^2检验的基本思路和适用条件,掌握其

SPSS 的操作实现和结果解读。

[**操作步骤**]

变量基本要求:根据样本数据形式的不同,有两种方式:

(1) 样本数据为原始数据,这时要求有行、列两个待检验的属性变量,变量类型为数值型或字符型;两个样本数据分别为行、列两个属性变量的取值。

(2) 汇总的列联表数据,这时要求有三个变量:频数变量、行属性变量及列属性变量;频数变量的类型为数值型,且需要加权处理,两个属性变量为数值型或字符型;频数变量的取值是列联表的交叉频数,而行、列两个属性变量的取值是各频数对应行和列。

本例为汇总列联表数据,定义三个变量:频数变量“交叉频数”录入列联表的所有频数;行变量“人群类别”和列变量“血型类别”分别录入各频数对应行和列,如图 7-1 所示。

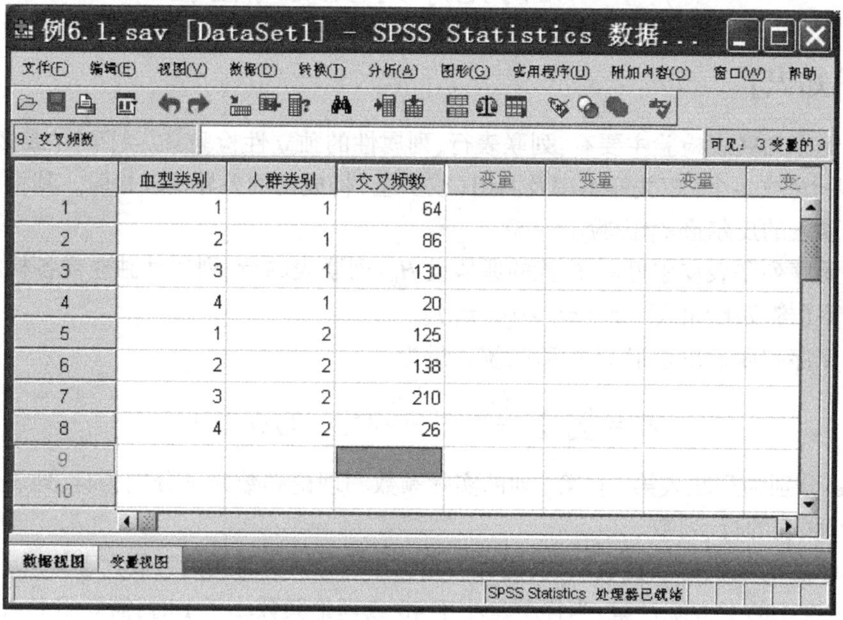

图 7-1　例 7.1 数据录入格式

菜单操作:

(1) 变量加权。执行“数据(Data)”→“加权个案(Weight Cases)”菜单命令,将频数变量“交叉频数”选入“频率变量(Frequency Variable)”列表框,单击“确定”按钮。

(2) 双向无序列联表的皮尔逊卡方检验。执行“分析(Analyze)”→“描述统计(Descriptive Statistics)”→“交叉表(Crosstabs)”菜单命令,出现交叉列联表界面。

界面参数设置:将行变量“人群类别”添加到“行(Row)”列表框,将列变量“血型类别”添加到“列(Column)”列表框(注意:加权的频数变量“交叉频数”不需要选择),单击“统计量”按钮,选中“卡方(Chi-square)”复选框,在“名义”区域选中“相依系数(Contingency Coefficient)”复选框,其他采用默认值,单击“确定”按钮,界面如图 7-2 所示。

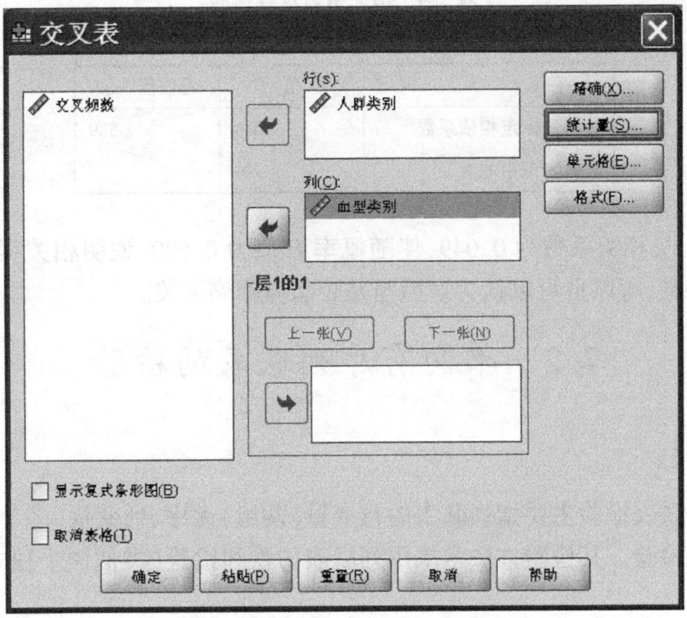

图 7-2　交叉列联表界面

[主要结果与分析]

表 7-2　汇总交叉列联表

计数　　人群类别 * 血型类别　交叉制表

		血型类别				合计
		1	2	3	4	
人群类别	1	64	86	130	20	300
	2	125	138	210	26	499
合计		189	224	340	46	799

表 7-2 是 SPSS 软件系统自动汇总得到的交叉列联表，当样本数据为原始数据时非常有用。

表 7-3　列联表皮尔逊卡方检验

	值	df	渐进 Sig(双侧)
皮尔逊卡方	1.921[a]	3	.589
似然比	1.924	3	.588
线性和线性组合	1.452	1	.228
有效案例中的 N	799		

a. 0 单元格(0.0%)的期望计数小于 5，最小期望计数为 17.27

由表 7-3 可见，统计量值 $\chi^2=1.921$，伴随概率值 P 为 0.589，远大于检验水准 0.05，说明鼻咽癌患者与健康人的血型相关是无统计学意义的，所以可认为血型与是否患鼻咽癌无关。

表 7-4 相关系数及其检验

对称度量

	值	近似值 Sig.
按标量标定相依系数	.049	.589
有效案例中的 N	799	

由表 7-4 可见,相关系数为 0.049,伴随概率 P 值为 0.589,说明相关程度很低,且相关系数无统计学意义,所以也可以认为血型与是否患鼻咽癌无关。

7.2 单向有序列联表的检验

【统计学知识】

单向有序列联表检验主要指列联表的行变量(两组)无序、列变量(多个结果)有序的两组构成比的比较检验。其检验方法常采用列联表的秩和检验(类似两个独立样本的秩和检验)。

单向有序列联表秩和检验的原假设 H_0:两个样本对应总体的构成比一致。

秩和检验的统计量为

$$U = \min(U_1, U_2)$$

$$U_1 = n_1 n_2 + \frac{n_1(n_1+1)}{2} - R_1, U_2 = n_1 n_2 + \frac{n_2(n_2+1)}{2} - R_2$$

式中, n_1、n_2 分别为两个样本的容量, R_1、R_2 分别为两个样本的秩和。

因为用于列联表检验分析的样本一般为大样本,所以 SPSS 软件系统给出的检验结果表中,一般取统计量值为 Z,伴随概率 P 值取“渐近显著性”。

【实例分析】

[**实例 7.2**] 某医生用 A、B 两种药物对某慢性病进行治疗,疗效评价采取自我评价方式,共有 185 人进行了治疗结束后的自我评价,初步整理结果如表 7-5 所示,问 A、B 两种药物对该慢性病的总体疗效有无差别?

表 7-5 两种药物疗效结果

药物	疗效				合计
	无效	好转	显效	治愈	
A	15	21	24	29	89
B	20	33	25	18	96
合计	35	54	49	47	185

[**实验目的**] 理解单向有序列联表秩和检验的基本思路和适用对象,掌握其 SPSS 的操作实现和结果解读。

[**操作步骤**]

变量基本要求:根据样本数据的形式不同,有以下两种方式:

(1) 样本数据为原始数据，这时要求有两个变量：一个是检验变量，变量类型为数值型，其取值是两组的所有等级值数据结果；另一个是分组变量，变量类型为数值型，其取值为数据结果所对应的分组编号（如 1、2）。

(2) 汇总的列联表数据，这时要求有三个变量：一个是检验变量，变量类型为数值型，其取值是各个等级值；另一个是分组变量，变量类型为数值型，其取值为分组编号（如 1、2）；第三个是频数变量，变量类型为数值型，其取值为行、列变量对应的频数。

本例定义 3 个变量：疗效、药物分组、频数，变量类型为数值型，疗效 4 个等级分别用 1、2、3、4 表示，药物分组（A、B）用 1、2 表示。然后将列联表内的数据录入“频数”变量，注意录入数据时行变量、列变量与频数的对应关系，如图 7-3 所示。

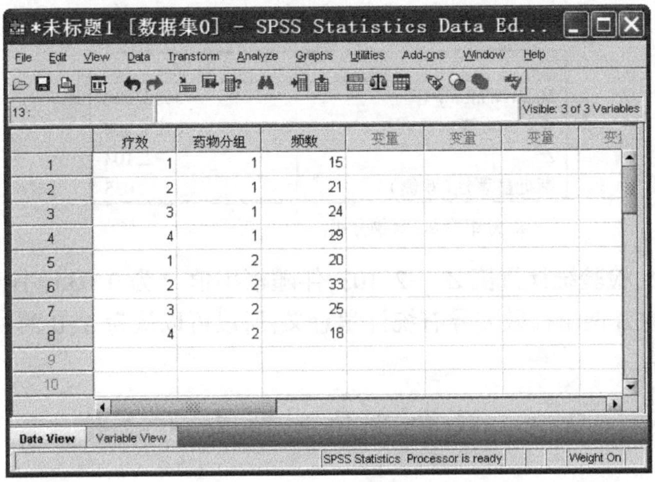

图 7-3　实例 7.2 数据录入格式

菜单操作：

(1) 变量加权。执行“数据（Data）”→“加权个案（Weight Cases）”菜单命令，将频数变量“频数”添加到“频率变量（Frequency Variable）”列表框，单击“确定”按钮。

(2) 单向有序列联表的秩和检验。执行“分析（Analyze）”→“非参数检验（Nonparametric Tests）”→“两个独立样本（2 Independent Samples）”菜单命令，出现两个独立样本检验界面。

界面参数设置：将变量“疗效”添加到“检验变量列表（Test Variables List）”列表框；将变量“药物分组”添加到“分组变量（Grouping Variable）”列表框，并单击“定义组（Define Groups）”按钮，在“组 1（Group1）”和“组 2（Group2）”文本框中分别输入分组变量的两个取值 1 和 2，其他采用默认值，单击“确定”按钮，界面如图 7-4 所示。

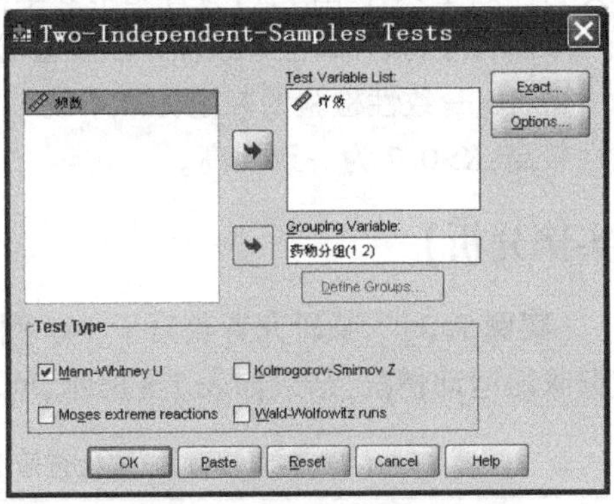

图 7-4　两个独立样本检验界面

[主要结果与分析]

表 7-6 两组秩均值结果

秩

	药物分组	N	秩均值	秩和
疗效	A 组	89	101.31	9016.50
	B 组	96	85.30	8188.50
	总数	185		

由表 7-6 可见,药物 A 和药物 B 两组频数的平均秩分别为 101.31 和 85.30,显然药物 A 组疗效的平均秩较高。

表 7-7 秩和检验结果

检验统计量[a]

	疗效
Mann-Whitney U	3532.500
Wilcoxon W	8188.500
Z	-2.103
渐近显著性(双侧)	.035

a. 分组变量:药物分组

由表 7-7 可见,检验统计量值 $Z=-2.103$,伴随概率值 P 为 0.035,小于检验水准 0.05,说明药物 A 和药物 B 两组疗效差异有统计学意义,所以可以认为 A、B 两种药物对该慢性病的总体疗效有差别。

7.3 双向有序列联表的检验

【统计学知识】

双向有序列联表检验主要有两类:①列联表的行、列变量取值都有序,且行、列属性一致的相关性检验,其检验方法常采用 Kappa 一致性检验(通过 K 系数描述);②列联表的行、列变量取值都有序,且行、列属性不一致的相关性检验,其检验方法常采用 Spearman 等级相关分析。这里只介绍前者,后者见第 8 章。

双向有序行、列属性一致性列联表检验的原假设 H_0:行、列变量的属性值不一致($K=0$)。

Kappa 一致性检验的判定标准不统一,一般认为 $K\leq 0.4$ 为一致性差;$0.4<K\leq 0.7$ 为一致性较高;$K>0.7$ 为一致性高。

【实例分析】

[实例 7.3] 某研究者收集了 147 例冠心病病人,分别用对比法和核素法检查病人的室壁收缩运动情况,结果如表 7-8 所示,问两种方法的检查结果是否一致?

表 7-8 两种方法检查冠心病病人室壁收缩运动的符合情况

对比法	核素法			合计
	正常	减弱	异常	
正常	58	2	3	63
减弱	1	42	7	50
异常	8	9	17	34
合计	67	53	27	147

[实验目的]　理解双向有序列联表且属性相同的 Kappa 一致性检验的基本思路和适用对象,掌握其 SPSS 的操作实现和结果解读。

[操作步骤]

变量基本要求:根据样本数据的形式不同,有以下两种方式:

(1) 样本数据为原始数据,这时要求行、列两个待检验的属性变量的变量类型为数值型或字符型,两个样本数据分别为行、列两个属性变量的取值。

(2) 汇总的列联表数据,这时要求有三个变量:频数变量、行属性变量及列属性变量,频数变量的类型为数值型,且需要加权处理;两个属性变量为数值型或字符型。频数变量的取值是列联表的交叉频数,而行、列两个属性变量的取值是各等级值。

本例为汇总列联表数据,定义三个变量:频数变量"交叉频数"录入列联表的所有频数;行属性变量"对比法组"和列属性变量"核素法组"分别录入各等级的取值 1、2、3。

菜单操作:

(1) 变量加权。执行"数据(Data)"→"加权个案(Weight Cases)"菜单命令,将频数变量"交叉频数"添加到"频率变量(Frequency Variable)"列表框,单击"确定" 按钮。

(2) 双向有序列联表且属性值相同的 Kappa 检验。执行"分析(Analyze)"→"描述统计(Descriptive Statistics)"→"交叉表(Crosstabs)"菜单命令,出现交叉列联表界面。

界面参数设置:将行属性变量"对比法组"添加到"行(Row)"列表框,将列属性变量"核素法组"添加到"列(Column)"列表框(注意:加权的频数变量"交叉频数"不需要选择); 单击"统计量(Statistics)"按钮,选中 Kappa 复选框,其他采用默认值,单击"确定"按钮,界面如图 7-5 所示。

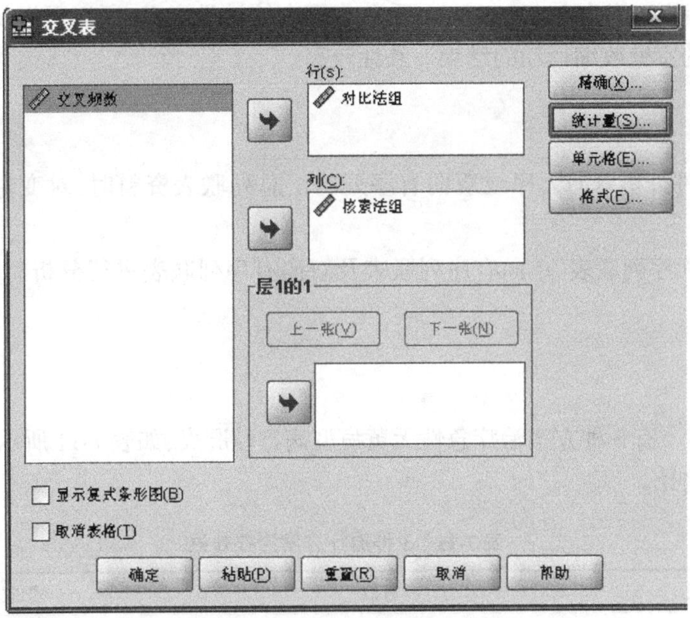

图 7-5　交叉列联表界面

[**主要结果与分析**]

表 7-9 汇总交叉列联表

计数 对比法组 * 核素法组 交叉制表

		核素法组			合计
		1	2	3	
对比法组	1	58	2	3	63
	2	1	42	7	50
	3	8	9	17	34
合计		67	53	27	147

表 7-9 是 SPSS 软件自动汇总得到的交叉列联表，当样本数据为原始数据时非常有用。

表 7-10 一致性 Kappa 系数及其检验

对称变量

	值	渐进标准误差[a]	近似值 T[b]	近似值 Sig.
一致性度量 Kappa	.681	.050	11.411	.000
有效案例中的 N	147			

a. 不假定零假设

b. 使用渐近标准误差假定零假设

由表 7-10 可见，一致性 Kappa 系数为 0.681，说明两者一致性程度较高；检验统计量 $T=11.411$，伴随概率 P 值为 0.000，Kappa 系数非零有统计学意义，所以可以认为对比法和核素法检查病人的室壁收缩运动的结果一致性较高。

【思考题】

1. SPSS 软件分析双向无序或双向有序列的汇总列联表资料时，对变量的基本要求是什么？

2. 对双向无序列联表、单向有序列联表及双向有序列联表进行分析时，常用的方法有哪些？

【实验案例】

[**案例 7.1**] 有 3 种方案治疗急性无黄疸型病毒性肝炎，如表 7-11 所示，请推断 3 种方案的疗法有无差异。

表 7-11 3 种治疗方案治疗效果

组别	有效	无效
西药组	51	49
中药组	35	45
中西结合	59	15

[**案例 7.2**] 某研究者用罗氏培养基（A 法）和罗氏+庆大霉素培养基（B 法）分别对

120只豚鼠皮肤真菌的生长情况进行观察,结果为罗氏培养基阳性率为50%,而罗氏+庆大霉素培养基阳性率为25%,共同阳性率为20%,试比较两种培养基对真菌的检出率是否不同。

[案例7.3] 某医疗小组用两种疗法治疗脑血管梗死,疗效结果如表7-12所示,问甲、乙两种疗法对治疗脑血管梗死的总体疗效有无差别?

表7-12 两种疗法的疗效测定结果

疗法	疗效				合计
	无效	好转	显效	治愈	
甲	21	18	32	30	101
乙	26	32	27	17	102
合计	47	50	59	47	203

[案例7.4] 某抗体间接血凝实验,对每一样品同时用血清法和滤片纸法测定,结果如表7-13所示,问两种方法结果是否一致?

表7-13 两种方法的测定结果

滤片纸法	血清法				合计
	−	+	++	+++	
−	8	0	1	0	9
+	0	10	1	0	11
++	0	1	26	2	29
+++	0	1	0	6	7

第 8 章　资料的相关性分析

在社会生活中，许多问题或指标之间有着相关关系，例如，身高与体重，教育程度与收入，学业成就与家庭环境，大学生心理问题的发生与个人性格、专业、家庭情况等。本章分别针对计数资料和计量资料类型介绍相关分析方法及其在 SPSS 中的实现。

8.1　计数资料的相关分析

【统计学知识】

一、定类(名义)资料的相关性分析

两个定类数据变量的相关性分析，实质上就是双向无序的列联表资料的行、列属性的相关性分析，在第 6 章介绍过一种 Pearsonχ^2 检验的非参数检验方法。这里再介绍几种其他分析方法，其操作仍在交叉列联表界面(主菜单“分析(Analyze)”→“描述统计(Descriptive Statistics)”→“交叉表(Crosstabs)”，单击“统计量(Statistics)”按钮，打开的界面如图 8-1 所示)。

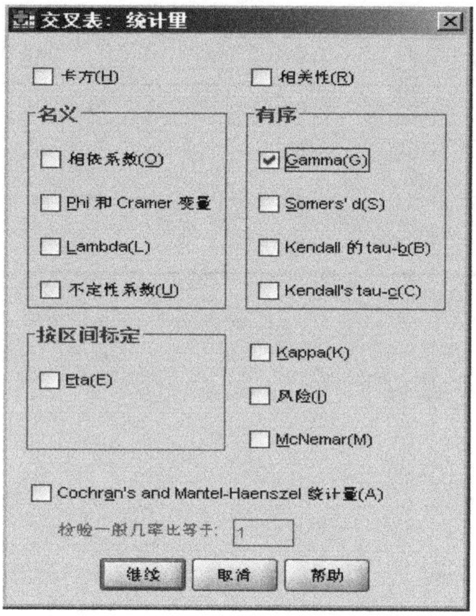

图 8-1　交叉表统计量界面

下面给出四种分析定类(名义)数据变量相关性的方法：

(1) 相依系数或列联系数(Contingency Coefficient)：其值为 0 ~ 1，越大表明两变量间相关性越强。

(2) Phi 和 Cramer 变量(Phi and Cramer's V)：ϕ 系数(Phi Coefficient)，在四格表χ^2 检验中取值为 0~1，其他列联表时其取值理论上没有上限，值越大，关联程度越强。Cramer's V 是 Phi 的一个调整，较 Phi 在关联程度的测量上相对保守，经调整后使得取值范围在任何列联表中取值均不超过 1。指标的绝对值越大，相关性越强。经过调整，Cramer's V 取值范围就为[0,1]，因此 Cramer's V 系数就克服了 ϕ 系数不能与其他相关系数进行比较的缺点。

(3) λ 系数：用于反映自变量对因变量的预测效果，即知道自变量取值时对因变量的预测有多少改进，或者说知道自变量的取值时期望预测误差个数减少的比例，λ 将误差定义为列(行)变量预测时的错误，其预测值是基于个体所在行(列)的众数。值为 1 时表明知道了自变量就可以完全确定因变量的取值，为 0 时表明自变量对因变量完全无预测作用。

(4) 不定性系数(Uncertainty Coefficient)：其值为 0~1，和 λ 类似，也用于反映当知道自

变量后,因变量的不确定性下降了多少(比例),只是在误差的定义上稍有差异。以熵为不确定性大小的度量指标,共输出行变量为自变量、列变量为自变量、对称不确定系数三个结果,后者为前两者的对称平均指标。

在这些方法中,常用相依系数分析法,通过相依系数的大小描述相关程度,利用对其进行的假设检验,说明该相关程度有无统计学意义。

二、定序(等级)资料的相关性分析

两个定序数据变量的相关性分析,主要是指行、列变量双向取值有序但取值不一致的列联表资料的行、列属性的相关性分析。

SPSS 中提供了两类分析方法(也可两者结合分析):

一类是利用交叉列联表界面(执行"分析(Analyze)"→"描述统计(Descriptive Statistics)"→"交叉表(Crosstabs)"菜单命令,单击"统计量(Statistics)"按钮,如图 8-1 所示)。

图 8-1 给出了四种分析有序数据变量相关性的方法:

(1) Gamma 系数:描述有序分类数据联系强度的度量,取值为-1~1,当观察值集中于对角线处时,其取值为-1 或 1,表示两者取值绝对一致或绝对不一致;如果两个变量完全无关,则取值为 0。

(2) Kendall's τ_b 系数:先解释 τ_a 系数,该系数以同序对 P 与异序对 Q 之差为分子

$$\tau_a = \frac{P - Q}{\frac{n(n-1)}{2}}$$

理论上 τ_a 的取值是±1,但是当相同等级太多时,会使其极大值与极小值不能达到±1,为此在分母上按照相同等级的对子数进行了校正,以保证取值范围能达到±1,此即 τ_b 系数。

(3) Kendall's τ_c 系数:在 Kendall's τ_b 的基础上又进一步考虑整张列联表的大小,并对其进行校正。

(4) Somers'd(d 系数或萨默斯系数):它是 τ_b 的不对称调整,只校正了自变量相等的对子,分别给出 d_{yx} 和 d_{xy} 两个系数

$$d_{yx} = \frac{P - Q}{P + Q + P_y}。 d_{xy} = \frac{P - Q}{P + Q + P_x}$$

式中,d_{yx} 表示 x 为自变量,y 为因变量的情况,其中 P_y 表示仅在 y 方向的同分对。

在这些方法中,常用 Gamma 系数分析法,通过 Gamma 系数的大小描述相关的程度,利用对其进行的假设检验说明该相关程度有无统计学意义。

另一类是利用双变量相关分析界面(执行"分析(Analyze)"→"相关(Correlate)"→"双变量(Bivariate)"菜单命令,打开的界面如图 8-2 所示)。

下面给出了两种分析定序数据变量相关性的方法:

(1) Spearman 等级相关系数:用来衡量定序变量之间的线性相关关系,其具体计算公式可参考相关文献。

(2) Kendall's τ_b 系数:Kendall's τ_b 相关系数用非参数检验方法来度量定序变量之间的线性相关关系,和交叉表中的 Kendall's τ_b 一致。

在这两种方法中，常用 Spearman 等级相关系数分析法，通过 Spearman 等级相关系数的大小描述相关程度，利用对其进行的假设检验说明该相关程度有无统计学意义。

【实例分析】

[实例 8.1] 某医生观察某种皮肤真菌感染的临床试验，结果见表 8-1，试分析该病的疗效是否与病程有关。

表 8-1 某种皮肤真菌感染疗效

病程/月	痊愈	好转	无效	合计
<1	79	24	8	111
1~	30	13	1	44
3~	102	83	30	215
>60	29	26	10	65
合计	240	146	49	435

[实验目的] 理解计数资料相关分析的常用方法及应用条件，掌握其 SPSS 的操作实现及结果解读。

[操作步骤]

变量基本要求：根据样本数据的形式不同，有两种方式：①样本数据为原始数据，这时要求有行、列两个待检验的属性变量，变量类型为数值型，两个样本数据分别为行、列两属性变量的取值。②汇总的列联表数据，这时要求有三个变量，分别为频数变量、行属性变量及列属性变量，三个变量的类型皆为数值型，且频数变量需要加权处理；频数变量的取值是列联表的交叉频数，而行、列两个属性变量的取值是各频数对应行、列等级。

本例中，病程和疗效都是等级资料，但分类不一致，且为汇总列联表数据，定义三个变量：频数变量"频数"录入列联表的所有频数；行变量"病程"和列变量"疗效"分别录入各频数对应行等级（1、2、3、4）和列等级（1、2、3）。

（1）变量加权。**菜单操作**：执行"数据（Data）"→"加权个案（Weight Cases）"主菜单命令，将变量"频数"添加到"频率变量（Frequency Variable）"列表框，单击"确定" 按钮。

（2）计算 Gamma 系数分析。**菜单操作**：执行"分析（Analyze）"→"描述统计（Descriptive Statistics）"→"交叉表（Crosstabs）"菜单命令，出现交叉表设置界面。

界面参数设置：将变量"病程"添加到"行（Row）"列表框，将变量"疗效"添加到"列（Column）"列表框；单击"统计量（Statistics）"按钮，在"有序（Ordinal）"区域选择 Gamma 项，单击"继续"按钮，其他采用默认值，单击"确定"按钮，界面如图 8-1 所示。

（3）Spearman 等级相关分析。**菜单操作**：执行"分析（Analyze）"→"相关（Correlate）"→"双变量（Bivariate）"菜单命令，出现双变量相关分析界面。

界面参数设置：将变量"病程""疗效"添加到右侧的"变量（Variables）"列表框，相关系数选择 Spearman，其他采用默认值，单击"确定" 按钮，界面如图 8-2 所示。

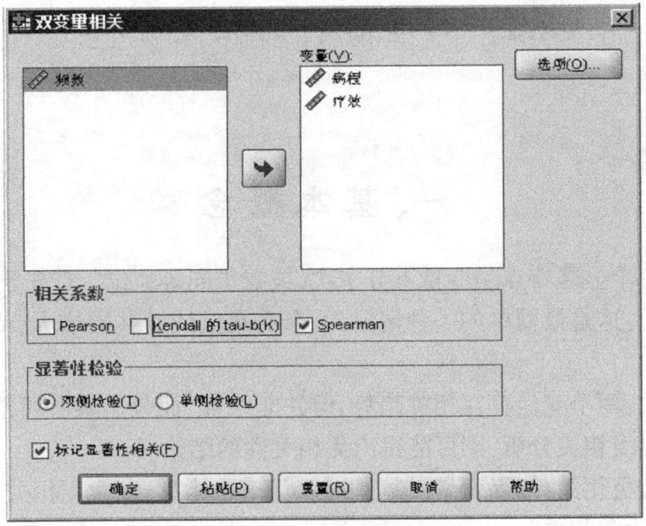

图 8-2　双变量相关界面

[主要结果与分析]

表 8-2　Spearman 等级相关分析表

相关系数

			病程	疗效
Spearman 的 rho	病程	相关系数	1.000	.215*
		Sig.（双侧）	.	.000
		N	435	435
	疗效	相关系数	.215*	1.000
		Sig.（双侧）	.000	.
		N	435	435

*在置信度(双侧)为 0.01 时,相关性是显著的

（1）Spearman 等级相关分析结果。由表 8-2 可见,病程和疗效的 Spearman 等级相关系数为 0.215,伴随概率 P 值为 0.000,远小于 0.05,说明两者相关程度较低,但有统计学意义,从而可以认为病程和疗效之间有低度相关性。

表 8-3　Gamma 系数表

对称变量

	值	渐近标准误差[a]	近似值 T[b]	近似值 Sig.
按顺序 γ	.316	.066	4.676	.000
有效案例中的 N	435			

a. 不假定零假设

b. 使用渐近标准误差假定零假设

（2）Gamma 系数分析结果。由表 8-3 可见,病程和疗效的 Gamma 系数为 0.316,伴随概率 P 值为 0.000,远小于 0.05,说明两者相关程度较低,有统计学意义,从而也可以认为病程和疗效之间有低度相关性。

8.2 计量资料的相关分析

【统计学知识】

一、基本概念

相关分析的一个显著特点是变量不分主次,被置于同等地位。首先要搞清几个概念:

(1) 直线相关:这是最简单的一种情况,两个变量呈线性共同增大,或者呈线性一增一减的情况。

(2) 曲线相关:两个变量存在相关趋势,但并非线性,而是呈各种可能的曲线趋势。此时如果直接进行直线相关分析,则可能得出无相关性的结论。

(3) 正相关与负相关:如果变量 X 增加时变量 Y 也增加,则为正相关;如果变量 X 增加时变量 Y 减小,则为负相关。

(4) 完全相关:两个变量的相关程度达到亲密无间的程度,当得知变量 X 的取值时,就可以准确推算出变量 Y 的取值,又分为完全正相关和完全负相关两种。

当数据为有序变量或者名义变量时,一般不考虑直线、曲线相关的问题,但正、负相关和完全相关这些概念仍然适用。

二、皮尔逊积差相关系数

皮尔逊积差相关系数常用来度量定距变量间的线性相关关系,它的数学计算公式为

$$r = \frac{\sum_{i=1}^{n}(x_i - \bar{x})(y_i - \bar{y})}{\sqrt{\sum_{i=1}^{n}(x_i - \bar{x})^2 \sum_{i=1}^{n}(y_i - \bar{y})^2}}$$

皮尔逊积差相关系数可以很好地反映两个变量线性相关程度的强弱,但不能用于度量两个变量之间的非线性关系。

皮尔逊积差相关系数具有如下特点:

(1) r 是一个无单位的量值,且取值范围为 $[-1,1]$。

(2) $r>0$ 为正相关,$r<0$ 为负相关。

(3) $|r|$ 越接近 1,说明线性相关性越好;$|r|$ 越接近 0,说明线性相关性越差。

三、皮尔逊积差相关系数的适用条件

任何一种统计方法都是有适用条件的,对统计方法运用的好坏和正确不在于是否能写出公式或能否计算出结果,而在于针对数据特征懂得运用正确的统计方法。在相关分析中首先要考虑的问题就是两个变量是否可能存在相关关系,如果得到了肯定的结论,才有必要进行下一步定量分析。另外,在进行相关分析前必须注意以下几个问题:

(1) 皮尔逊积差相关系数适用于线性相关的情形,对于曲线相关等更为复杂的情形,皮尔逊积差相关系数的大小并不能代表其相关性的强弱。

(2) 样本中存在的极端值对皮尔逊积差相关系数的计算影响极大,因此要慎重考虑和处理,必要时可以对其进行剔除,或者加以变量变换,以避免因为一两个数值导致出现错误的结论。需要注意的是,有时分别观察每个变量的极端值并不明显,但是联合观察两个变量时就会突现出来。

(3) 皮尔逊积差相关系数要求相应的变量呈双变量正态分布,注意双变量正态分布并非简单地要求变量 X 和变量 Y 各自服从正态分布,而是要求服从一个联合的双变量正态分布。

在以上几条要求中,前两者要求最严格,第三条比较宽松,违反时系数的计算结果也是比较稳健的。一般而言,分析者可以使用图形工具来对以上条件加以考察,散点图和直方图是最常用的工具。

另外,如果两个定量变量之间不满足皮尔逊积差相关系数的适用条件,如不服从正态分布,通常可以用 8.1 节介绍的 Spearman 等级相关系数来衡量两个变量之间的相关关系。

【实例分析】

[实例 8.2]　某研究人员为了研究儿童体重(X)与心脏横径(Y)之间的关系,调查测量了 10 名 8 岁正常男童的体重与心脏横径,结果如表 8-4 所示,试对 X 和 Y 进行相关分析。

表 8-4　10 名 8 岁健康男童体重与心脏横径的测量结果

编号	1	2	3	4	5	6	7	8	9	10
体重(X/kg)	25.5	19.5	24.0	20.5	25.0	22.0	21.5	23.5	26.5	23.5
心脏横径(Y/cm)	9.2	7.8	9.4	8.6	9.0	8.8	9.0	9.4	9.7	8.8

[实验目的]　理解皮尔逊积差相关系数的特点、适用范围及条件,掌握其 SPSS 的操作实现及结果解读。

[操作步骤]

变量基本要求:两个(或多个)检验变量,变量类型为数值型。

本例定义两个变量:体重、心脏横径,变量类型为数值型,分别录入相关数据。

菜单操作:执行"分析(Analyze)"→"相关(Correlate)"→"双变量(Bivariate)"菜单命令,出现双变量相关分析界面。

界面参数设置:将变量"体重""心脏横径"添加到右侧"变量(Variables)"列表框;"相关系数"选择 Pearson,其他采用默认值,单击"确定"按钮,界面如图 8-3 所示。

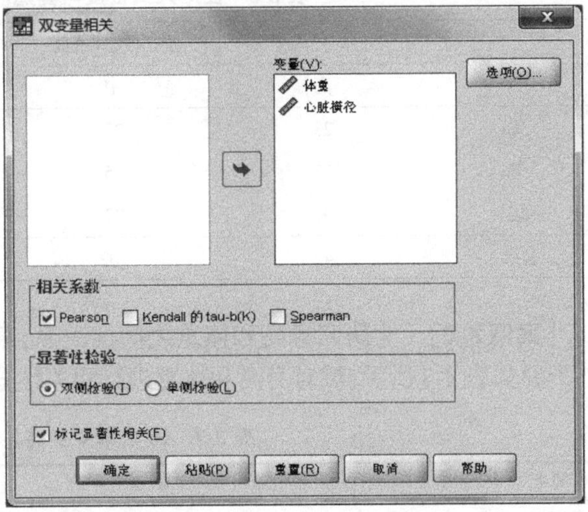

图 8-3　双变量相关分析界面

[主要结果与分析]

表 8-5 皮尔逊积差相关分析表

		体重/kg	心脏横径/cm
体重	皮尔逊相关性	1	.830**
	显著性(双侧)		.003
	N	10	10
心脏横径	皮尔逊相关性	.830**	1
	显著性(双侧)	.003	
	N	10	10

*. 在 .01 水平(双侧)上显著相关

由表 8-5 可见,"体重"和"心脏横径"的皮尔逊积差相关系数 $r=0.830$,伴随概率 P 值为 0.003,小于检验水准 0.05,说明两者线性相关程度较高,且有统计学意义,可以认为儿童体重和心脏横径之间具有较高的线性相关关系。

【思考题】

1. 定量变量、有序变量、无序变量(名义变量)进行相关分析时,对于不同资料类型所选择的常用相关性分析方法有哪些?

2. 皮尔逊积差相关系数 r 有哪些特点?

【实验案例】

[**案例 8.1**] 为研究住户人口密度与婆媳冲突是否相关,将住户人口密度分为低(1)、中(2)、高(3)三个级别,婆媳冲突分为低(1)、中(2)、高(3)三个级别。先调查了某市 200 个住户,资料如表 8-6 所示,试对住户人口密度与婆媳矛盾进行相关性分析。

表 8-6 住户人口密度与婆媳冲突频数分布表

婆媳冲突	住户人口密度			合计
	高	中	低	
高	23	20	4	47
中	11	55	28	94
低	8	27	24	59
合计	42	102	56	200

[**案例 8.2**] 为研究身高和体重之间的关系,某研究者调查了 10 名学生的身高和体重,资料如表 8-7 所示,试对身高和体重进行相关性分析。

表 8-7 10 名学生身高与体重资料

编号	1	2	3	4	5	6	7	8	9	10
身高/cm	171	167	177	154	169	175	163	152	172	162
体重/kg	53	56	64	49	55	66	52	47	58	50

第9章 回归分析

回归分析是一种应用极为广泛的统计分析方法,已成功应用在金融、经济、医学等很多领域。它侧重考察变量之间的数量变化规律,并通过回归方程的形式描述和反映这种关系,以帮助人们准确把握变量受其他一个或多个变量影响的程度,进而为预测提供科学依据。

回归分析中研究的变量分为因变量(被解释变量)和自变量(解释变量),因变量是随机变量,自变量是可以加以控制,而引起因变量发生变化的因素或条件。回归分析按照涉及自变量的多少可分为一元回归分析和多元回归分析,按照自变量和因变量之间的关系可分为线性回归分析和非线性回归分析。

回归分析一般分为五个步骤:①确定回归方程中的自变量和因变量;②选择回归分析的模型;③估计模型中的参数,建立回归方程;④对回归方程进行各种检验;⑤模型应用。

SPSS 提供了多种回归分析功能选项,包括线性回归分析、曲线回归分析、二元逻辑回归分析、多维逻辑回归分析、有序回归分析、Probit 回归分析、非线性回归分析、加权估计分析、两阶段最小二乘分析、最佳尺度等。本章主要介绍线性回归分析、曲线回归分析和非线性回归分析。

9.1 线性回归分析

回归分析中,自变量和因变量之间的关系是线性相关关系时,称为线性回归分析。如果参与回归分析的自变量只有一个,称为一元线性回归分析;如果参与回归分析的自变量有多个,称为多元线性回归分析。

【统计学知识】

一、基本原理

(一)线性回归模型

1. 一元线性回归模型　一元线性回归模型是指只有一个自变量的线性回归模型,用于揭示因变量与自变量之间的线性关系。

一元线性回归的数学模型为

$$y = \beta_0 + \beta_1 x + \varepsilon$$

上式表明,因变量 y 的变化可由两部分解释:①由自变量 x 的变化引起的 y 的线性变化部分,即 $y = \beta_0 + \beta_1 x$;②由其他随机因素引起的 y 的变化部分,即 ε 。其中 β_0 为回归常数,β_1 为回归系数,ε 为随机误差。

在实际应用中,某一事物(因变量)总会受到多方面因素(多个自变量)的影响。一元线性回归分析是在不考虑其他因素或认为其他影响因素确定的条件下,分析一个自变量如何线性影响因变量,因而是比较理想化的分析。

2. 多元线性回归模型　多元线性回归模型是指含有多个自变量的线性回归模型，用于揭示因变量与其他多个自变量之间的线性关系。

多元线性回归的数学模型为

$$y = \beta_0 + \beta_1 x_1 + \cdots + \beta_p x_p + \varepsilon$$

上式是一个 p 元线性回归模型，其中有 p 个自变量，表明因变量 y 的变化可由两部分解释：①由 p 个自变量 x 的变化引起的 y 的线性变化部分，即 $y = \beta_0 + \beta_1 x_1 + \cdots + \beta_p x_p$；②由其他随机因素引起的 y 的变化部分，即 ε。其中，β_0 为回归常数，$\beta_1, \cdots, \beta_p$ 为回归系数，ε 为随机误差。

3. 多元线性回归方程的检验与分析　因为多元线性回归方程的参数是通过样本数据估计得到的，所以能否描述总体及是否有效，必须进行一系列检验和分析，主要有模型的整体性检验、回归系数检验、残差自相关检验(D-W)、多重共线性分析以及模型的拟合优度分析等。

（二）多元线性回归分析应注意的问题

1. 自变量的筛选问题　在多元回归分析中，自变量的筛选方法在 SPSS 中有进入、逐步、删除、向后、向前几种方法，实际应用中较常用的是逐步回归法。

2. 变量的多重共线性问题　多重共线性是指一些自变量之间存在较强的线性关系，自变量间高度的多重共线性会给方程带来许多影响。在实际应用中存在多重共线性主要表现在：①模型拟合效果很好，但偏回归系数几乎都无统计学意义；②偏回归系数估计值的方差很大；③偏回归系数估计值不稳定，随着样本含量的增减各偏回归系数发生较大变化，或当一个自变量被引入或剔除时其余变量偏回归系数有很大变化；④偏回归系数估计值的大小和符号与事先期望的不一致或与经验相悖，结果难以解释。

验证自变量间是否存在多重共线性，在 SPSS 中可以通过容忍度(容差，Tolerance)、方差膨胀因子(VIP)、特征根(eigenvalue)、条件指数(条件索引，Condition Index)等方法进行。消除多重共线性的方法有多种，如剔除某个造成共线性的自变量，重新建立回归方程；逐步回归；主成分分析；岭回归分析；路径分析等。

二、应用条件

(1) 趋势(linear)：自变量与因变量的关系是线性的，如果不是，则不能采用线性回归来分析。

(2) 独立性(Independent)：因变量 y 的不同取值相互独立，反映到模型中实际上就是要求残差间相互独立，不存在自相关。

(3) 正态性(normal distribution)：自变量的任何一个线性组合，因变量 y 均服从正态分布，反映到模型中实际上就是要求残差服从正态分布。

(4) 方差齐性(equal variance)：自变量的任何一个线性组合，因变量 y 的方差均相同，实质就是要求残差的方差齐性。

三、适用范围与对象

线性回归分析对样本数据的要求：因变量为服从正态分布的随机变量，其数据类型必须是连续型的；而自变量可以是随机变量，也可以是规律变化的或可以控制的非随机变量，其数据类型可以是连续型的,也可以是定类变量或定序变量。

值得注意的是,自变量中若存在定序变量,SPSS 会将其数据作为连续型对待,所以定序变量的赋值应事先考虑好;若存在定类变量,则要作哑变量处理。但 SPSS 没有自动处理哑变量的功能,一般需要预先人工设计好。

回归直线的适用范围一般以自变量的取值范围为限,若无充分理由,应该避免外延。

【实例分析】

[实例 9.1]　某地 8 名 14 岁男童身高(cm)、体重(kg)、肺活量(L)的实测值数据见表 9-1,试建立该地区 14 岁男童肺活量对身高、体重的多元回归方程,并检验分析。

表 9-1　某地 14 岁男童肺活量、身高、体重数据表

编号	1	2	3	4	5	6	7	8
身高/cm	135.1	163.6	156.2	167.8	145.0	165.5	153.3	154.6
体重/kg	32.0	46.2	37.1	41.5	33.0	49.5	41.0	39.5
肺活量/L	1.75	2.75	2.75	2.75	2.50	3.00	2.75	2.50

[实验目的]　理解线性回归分析的基本步骤、适用范围及应用条件,掌握其 SPSS 的操作实现及结果解读。

[操作步骤]

变量基本要求:一个因变量,变量是服从(或近似服从)正态分布的连续型变量;一个(或多个)自变量,变量类型可以是连续型变量,也可以是有序变量或分类变量。

本例定义“身高”“体重”“肺活量”3 个变量,变量类型为数值型,分别录入相关数据。

菜单操作:执行“分析(Analyze)”→“回归(Regression)”→“线性(Linear)”菜单命令,出现线性回归界面。

界面参数设置:将变量“肺活量”添加到“因变量(Dependent)”列表框,将变量“身高”“体重”添加到“自变量(Independent)”列表框,在“自变量(Independent)”列表框下方的“方法(Method)”下拉列表框中选择“逐步(Stepwise)”法进行回归,如图 9-1 所示。

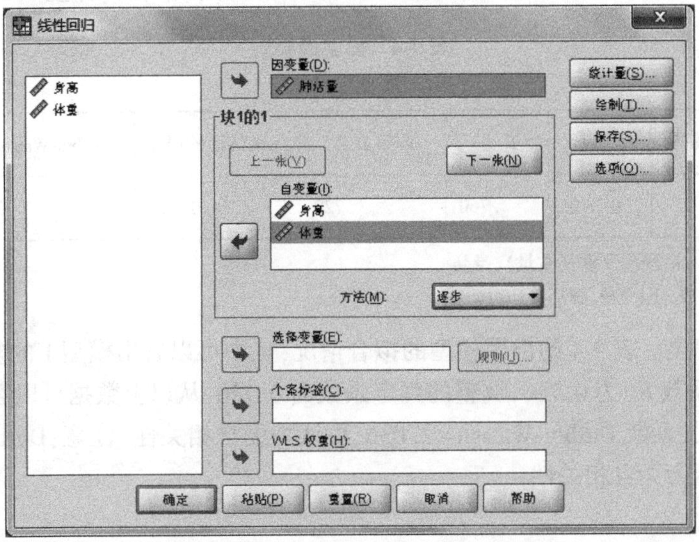

图 9-1　线性回归界面

单击“统计量(Statistics)”按钮,在“回归系数(Regression Coefficient)”区域选择“估计(Estimates)”选项用于估计回归方程系数并检验、“模型拟合度(Model Fit)”用于拟合优度分析,“描述性(Descriptives)”用于计算常用统计量,“共线性诊断(Coffinearity Diagnostics)”用于多重共线性分析;在“残差(Residuals)”区域选择 Durbin-waston 选项用于残差自相关检验,单击“继续”按钮返回主界面。单击“绘制(Plots)”按钮,选用 Dependent 和 *Zpred 作图,在“标准化残差图”区域选择“直方图(Histogram)”选项和“正态概率图(Normal Probability Plots)”(P-P 图)选项,单击“继续”按钮返回主界面。其他选项默认,单击“确定”按钮。

[主要结果与分析]

表 9-2 描述性统计量表

描述性统计量

	均值	标准偏差	N
肺活量/L	2. 5938	. 37649	8
身高/cm	155. 1375	11. 00908	8
体重/kg	39. 9750	6. 01896	8

(1) 描述性统计量。表 9-2 给出了各变量的均值、标准差和例数(N)。

表 9-3 引入或剔除变量表

输入移去的变量[a]

模型	输入的变量	移去的变量	方法
1	身高	.	步进(准则:F-to-enter 的概率<=. 050,F-to-remove 的概率>=. 100)。

a. 因变量:肺活量

(2) 变量输入或者移去的情况。表 9-3 给出了采用逐步回归法变量的引入和剔除情况,并且显示引入与剔除的判别标准(引入的标准是 $P<0.05$,剔除的标准是 $P>0.10$)。本实例中进行了一次逐步回归,自变量“身高”被引入回归方程中,而“体重”没有被引入。

表 9-4 模型摘要表

模型汇总[b]

模型	R	R 方	调整 R 方	标准估计的误差	Durbin-Watson
1	0. 872[a]	. 760	. 720	. 19913	2. 036

a. 预测变量:(常量),身高

b. 因变量:肺活量

(3) 模型摘要。表 9-4 给出了模型的拟合情况,从中可以看出模型 1 的复相关系数(R)为 0. 872,判定系数 R^2 为 0. 760,调整的判定系数为 0. 720,从以上数据可以看出拟合效果较好;由残差自相关系数 Durbin-Watson = 2. 036,可认为无自相关性(注意:Durbin-Watson 值为 1. 5~2. 5 时可认为无自相关性)。

表 9-5 方差分析表

Anova[b]

模型		平方和	df	均方	F	Sig.
1	回归	.754	1	.754	19.023	.005[a]
	残差	.238	6	.040		
	总计	.992	7			

a. 预测变量:(常量),身高

b. 因变量:肺活量

(4) 方差分析表。表 9-5 给出了各模型的方差分析结果,从中可以看出模型 1 的 F 统计量值为 19.023,伴随概率 P 值为 0.005,小于检验水平 0.05,说明模型 1 有统计学意义,可以认为所建立的回归方程有效,肺活量与身高之间有线性关系。

表 9-6 回归系数表

系数[a]

模型		非标准化系数		标准系数	t	Sig.	共线性统计量	
		B	标准误差	试用版			容差	VIF
1	(常量)	-2.032	1.063		-1.912	.104		
	身高	.030	.007	.872	4.362	.005	1.000	1.000

a. 因变量:肺活量

(5) 回归方程的系数以及系数的检验结果。表 9-6 给出了各模型的偏回归系数(B)、标准误差、标准系数(消除了单位的影响)、回归系数检验 t 统计量的值和相应的伴随概率 P 值(Sig.)。模型 1 建立的线性回归方程为

$$肺活量 = -2.032 + 0.030\,身高$$

方程的常数项为-2.032,偏回归系数 b_1 为 0.030,伴随概率 P 值为 0.005,小于检验水平 0.05,说明有统计学意义,即可以认为肺活量与身高之间有线性关系。

本实例因为只有一个自变量进入方程,所以不存在共线性的问题。但应注意表中容忍度和 VIP 都是判定多重共线性的指标:容差(容忍度)越接近 1,多重共线性越弱;方差膨胀因子(VIP)应小于 10,且越小多重共线性越弱。

表 9-7 共线性诊断[a]

模型	维数	特征值	条件索引	方差比例	
				(常量)	身高
1	1	1.998	1.000	.00	.00
	2	.002	30.163	1.00	1.00

a. 因变量:肺活量

表 9-7 给出了各自变量的特征根、条件指数,这些也都是判定多重共线性的指标:各特征根相差越小,多重共线性越弱,条件索引(条件指数)应小于 10,且越小多重共线性越弱。显然,本例若是进入两个自变量,则共线性是很严重的。

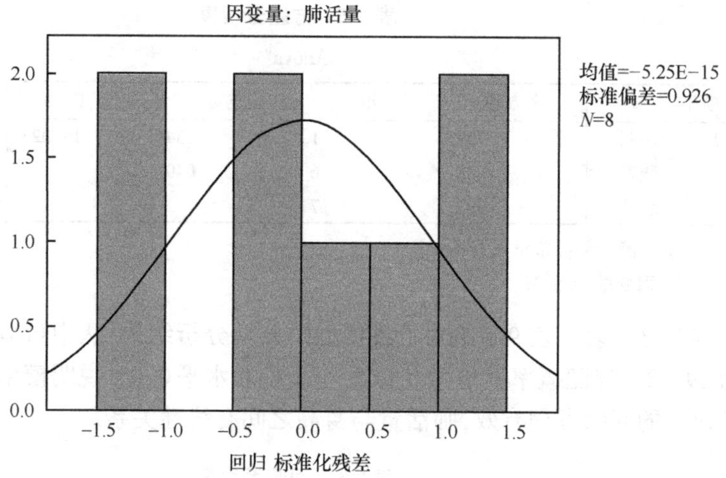

图 9-2　残差分布直方图

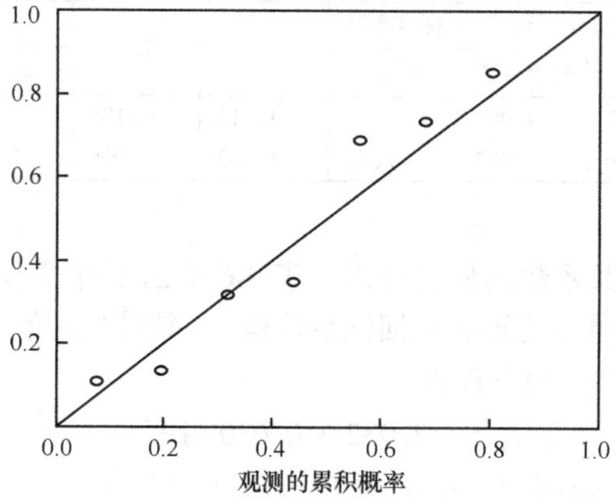

图 9-3　标准化残差概率图

(6) 残差分析。在回归分析中,总是假定残差服从正态分布,图 9-2 为带正态曲线的残差分布直方图,可以观察残差分布的正态性。图 9-3 为标准化残差的概率图,散点基本都在直线上方或下方附近,比较靠近直线,从而可以判断标准化残差服从正态分布,因此可以推断回归方程近似满足正态性的条件。

9.2　曲线回归分析

【统计学知识】

一、基本原理

变量间的非线性关系可以分为本质线性关系和本质非线性关系。所谓本质线性关系是指变量关系形式上虽然呈非线性关系(如二次曲线),但可以通过变量变换转化为线性关系,并可利用线性回归分析建立模型;本质非线性关系是指变量关系不仅形式上呈非线性关系,而且也无法通过变量变换转化为线性关系,无法利用线性回归分析来建立模型,只能用迭代方法或分段平均值方法完成。

曲线估计是本质线性关系问题,其基本研究方法分两步:①作散点图以粗略观察曲线的形状;②结合专业知识来进行分析,或从长期积累的数据中找出变量之间的函数关系。例如,在生物实验中,细菌的培养往往是由少到多越来越快成倍增长的过程,每一时刻的细菌总量与时间 t 呈指数级关系。但在更多的情况下,不知道函数的形式,要根据实验数据结合理论分析和作散点图等方法进行模拟试验,并选择恰当的曲线来拟合这些数据。

SPSS 中提供了 11 种本质线性模型,如表 9-8 所示。

表 9-8 常见的本质线性模型

模型名	回归方程	变量变换后的线性方程
直线(Linear)	$y = \beta_0 + \beta_1 x$	$y = \beta_0 + \beta_1 x$
二次曲线(Quadratic)	$y = \beta_0 + \beta_1 x + \beta_2 x^2$	$y = \beta_0 + \beta_1 x + \beta_2 x_1 (x_1 = x^2)$
复合曲线(Compound)	$y = \beta_0 \beta_1^x$	$\ln(y) = \ln(\beta_0) + \ln(\beta_1) x$
增长曲线(Growth)	$y = e^{\beta_0 + \beta_1 x}$	$\ln(y) = \beta_0 + \beta_1 x$
对数曲线(Logarithmic)	$y = \beta_0 + \beta_1 \ln(x)$	$y = \beta_0 + \beta_1 x_1 (x_1 = \ln(x))$
三次曲线(Cubic)	$y = \beta_0 + \beta_1 x + \beta_2 x^2 + \beta_3 x^3$	$y = \beta_0 + \beta_1 x + \beta_2 x_1 + \beta_3 x_2$ $(x_1 = x^2, x_2 = x^3)$
S 曲线(S)	$y = e^{\beta_0 + \beta_1 / x}$	$\ln(y) = \beta_0 + \beta_1 x_1 \left(x_1 = \frac{1}{x}\right)$
指数曲线(Exponential)	$y = \beta_0 e^{\beta_1 x}$	$\ln(y) = \ln(\beta_0) + \beta_1 x$
逆函数(Inverse)	$y = \beta_0 + \beta_1 / x$	$y = \beta_0 + \beta_1 x_1 \left(x_1 = \frac{1}{x}\right)$
幂函数(Power)	$y = \beta_0 (x^{\beta_1})$	$\ln(y) = \ln(\beta_0) + \beta_1 x_1 (x_1 = \ln(x))$
逻辑函数(Logistic)	$y = \frac{1}{\sqrt[1]{\mu + \beta_0 \beta_1^x}}$	$\ln\left(\frac{1}{y} - \frac{1}{\mu}\right) = \ln(\beta_0) + \ln(\beta_1) x$

在应用 SPSS 进行曲线估计时,在不能确定哪种模型更接近样本数据时,首先可在上述多种可选模型中选择几种模型;然后 SPSS 自动完成模型的参数估计,并输出回归方程显著性检验的值 F 和概率 P 值、判定系数 R^2 等统计量;最后以判定系数为主要依据选择其中的最优模型,并进行预测分析。另外,SPSS 曲线估计还可以时间为自变量实现时间序列的简单回归分析和趋势外推分析。

二、应用条件及范围

曲线回归分析适用于因变量和自变量之间存在非线性关系,只有一个自变量且可以通过变量变换转化为线性关系的情形,要求因变量和自变量必须是数值变量,如果是定序变量,则需要先进行转换。

【实例分析】

[实例 9.2] 研究发现,锡克氏试验阴性率(y)随儿童年龄(x)的增长而升高。查得山东省某地 1~7 岁儿童的资料如表 9-9 所示,试用曲线回归分析方法拟合曲线。

表 9-9 儿童锡克氏试验阴性率情况表

年龄 x/岁	1	2	3	4	5	6	7
阴性率 y/%	56.7	75.9	90.8	93.2	96.6	95.7	96.3

[实验目的] 理解曲线回归的应用条件、基本步骤,并能够根据获得的样本数据通过

SPSS 建立因变量关于自变量的曲线回归方程,进行拟合优度分析,选择相对最优模型。

[操作步骤]

变量基本要求:一个因变量,变量类型为数值型;一个自变量,变量类型为数值型;因变量和自变量之间呈现非线性关系中的本质线性关系。

本实例定义"年龄"和"阴性率"两个变量,两个变量的类型均为数值型,然后分别录入相关数据。

菜单操作:执行"分析(Analyze)"→"回归(Regression)"→"曲线估计(Curve Estimation)"菜单命令,出现曲线估计界面。

界面参数设置:将变量"阴性率"添加到"因变量(Dependent)"列表框,将变量"年龄"添加到"变量(Variable)"列表框;在"模型(Models)"区域选择"线性(Linear)""二次项(Quadratic)""对数(Logarithmic)""立方(Cubic)"选项,其他采用默认值,单击"确定"按钮,界面如图 9-4 所示。

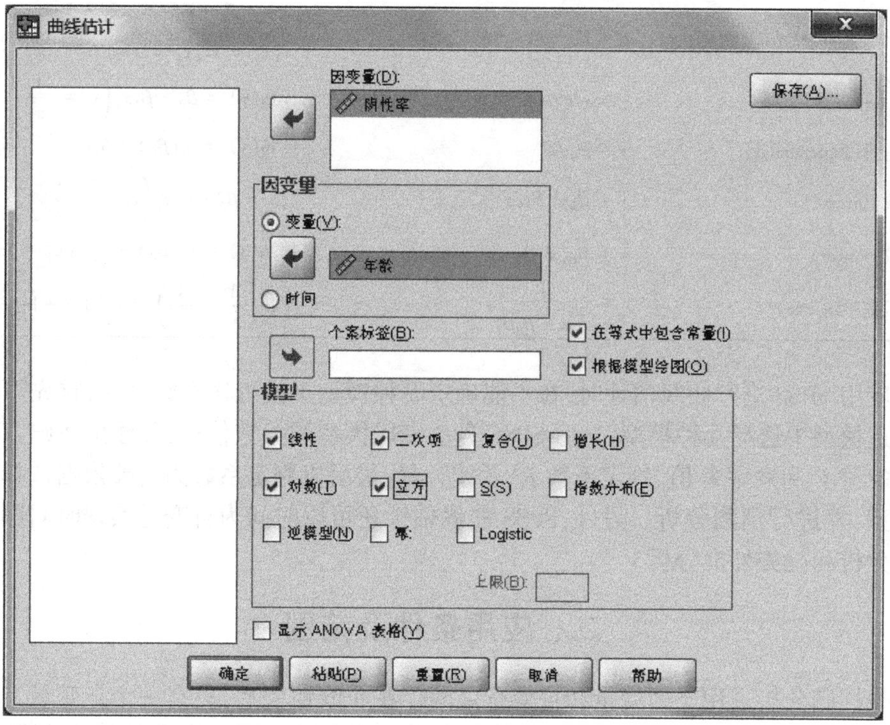

图 9-4　曲线估计界面

[主要结果与分析]

表 9-10　模型描述

模型名称		MOD_2
因变量	1	阴性率
方程	1	线性
	2	对数
	3	二次
	4	三次
自变量		年龄
常数		包含
其值在图中标记为观测值的变量		未指定
用于在方程中输入项的容差		.0001

(1) 模型描述。表9-10选择了4种模型,所以有4个回归方程:线性、对数、二次、三次,分别定义为方程1、2、3、4。4个方程的因变量都是阴性率,自变量都是年龄,且都包含常数项。

表9-11 曲线回归估计结果情况

因变量:阴性率

方程	模型汇总					参数估计值			
	R方	F	df1	df2	Sig.	常数	b1	b2	b3
线性	.715	12.553	1	5	.017	63.000	5.864		
对数	.914	52.999	1	5	.001	60.990	20.911		
二次	.971	66.186	2	4	.001	38.714	22.055	-2.024	
三次	.995	196.221	3	3	.001	24.714	37.999	-6.690	.389

自变量为年龄

(2) 模型情况。由表9-11可见,所选的4个模型都通过了模型的显著性检验($P<0.05$),拟合优度最高的是三次曲线($R^2=0.995$)。

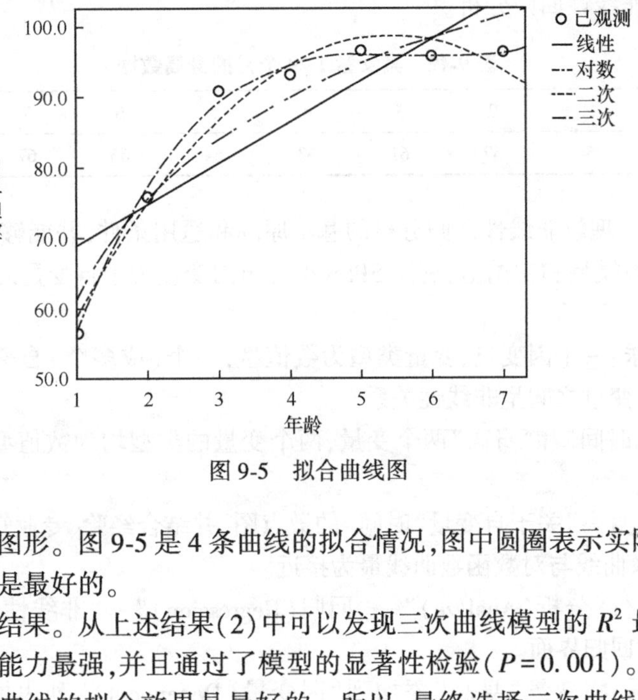

图9-5 拟合曲线图

(3) 拟合曲线图形。图9-5是4条曲线的拟合情况,图中圆圈表示实际值,可以发现三次曲线的拟合效果是最好的。

(4) 最终分析结果。从上述结果(2)中可以发现三次曲线模型的R^2最高,也就是三次模型对数据的解释能力最强,并且通过了模型的显著性检验($P=0.001$)。从上述结果(3)中也可以发现三次曲线的拟合效果是最好的。所以,最终选择三次曲线模型作为拟合曲线,根据结果(2)中的各变量的系数值,模型表达式为

$$y=24.714+37.999x-6.690x^2+0.389x^3$$

所以锡克氏试验阴性率跟儿童年龄之间的关系是上述三次曲线关系。

9.3 非线性回归分析

【统计学知识】

一、基本原理

非线性回归是本质非线性关系问题,可以估计因变量和自变量之间具有任意关系的模

型,用户根据自身需要可随意设定估计方程的具体形式。

非线性回归分析中参数估计是通过迭代的方法获得的。需要注意的问题:①选择的函数准确描述因变量和自变量之间的关系是关键,只有选择适当,才能保证分析结果的有效性;②选择一个好的初始值是非常重要的,如果初始值选择不合适,即使指定的模型函数再准确,也会导致迭代过程不收敛或者可能只得到一个局部最优值而得不到整体最优值。

二、应用条件及范围

非线性回归分析适用于因变量和自变量之间存在任意非线性关系的情况,要求因变量和自变量必须是数值型变量,如果是定序变量,则需要先进行转换。

【实例分析】

[实例 9.3] 研究者测得某女童 1~9 个月的身高数据,如表 9-12 所示,试对数据进行身高关于时间的非线性回归分析。

表 9-12 某女童 1~9 个月的身高数据

时间 x/个月	1	2	3	4	5	6	7	8	9
身高 y/cm	54	57	61	63	64	66	67	68	69

[实验目的] 理解非线性回归分析的基本原理和适用条件,并能够根据获得的样本数据选择适当的函数模型和初始值,利用 SPSS 拟合出因变量关于自变量的非线性回归模型。

[操作步骤]

变量基本要求:一个因变量,变量类型为数值型;一个(或多个)自变量,变量类型为数值型;因变量和自变量之间呈非线性关系。

本实例定义"时间"和"身高"两个变量,两个变量的类型均为数值型,然后分别录入相关数据。

绘制因变量"身高"关于自变量"时间"的散点图,并结合经验、专业知识可以判断出"身高"与"时间"关系曲线与对数函数曲线最为接近。

菜单操作:执行"分析(Analyze)"→"回归(Regression)"→"非线性(Nonlinea r)"菜单命令,出现非线性回归界面。

界面参数设置:将变量"身高"添加到"因变量(Dependent)"列表框;在"模型表达式(Model Expression)"列表框中,编辑因变量关于自变量的函数关系式 $a+b*\mathrm{LN}$(时间),界面如图 9-6 所示。

初始参数的设置也是比较重要的,如果设置不恰当,即使指定的模型函数再准确,也会导致迭代过程不收敛或者可能只得到一个局部最优值而得不到整体最优值。本实例中,根据数据可以知道因变量随自变量的增加而增加,可以初步判断 a、b 都是正数,不妨先设初始值 $a=1,b=1$。

单击主界面(图 9-6)中的"参数(Parameters)"按钮,弹出如图 9-7 所示的界面。在"名称(Name)"文本框中输入 a,然后在"初始值(Starting Value)"文本框中输入 1,单击"添加(Add)"按钮;用同样的方法添加 b 的初始值为 1。需要注意的是,参数的名称要和前面设置的函数表达式里面的参数一一对应。

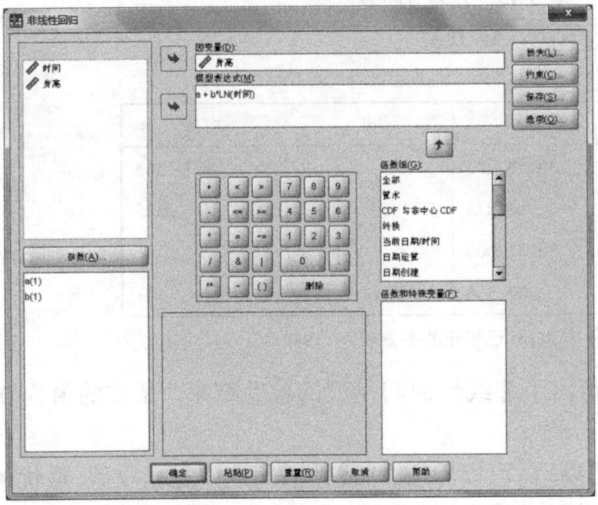

图 9-6 非线性回归界面

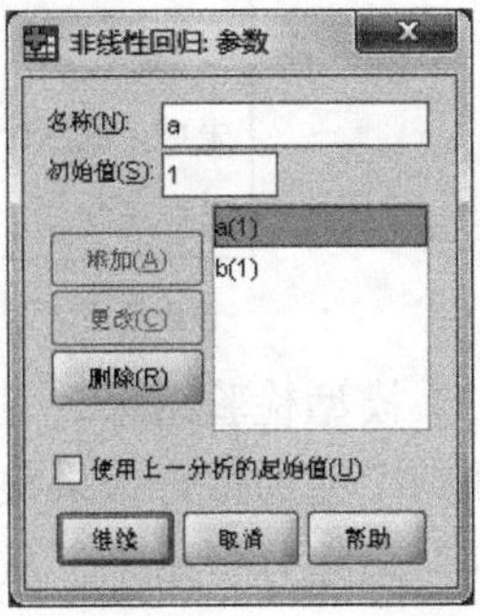

图 9-7 "非线性回归:参数"界面

[主要结果与分析]

表 9-13 迭代过程表

迭代历史记录[b]

迭代数[a]	残差平方和	参数	
		a	b
1.0	33422.936	1.000	1.000
1.1	2.273	53.204	7.043
2.0	2.273	53.204	7.043
2.1	2.273	53.204	7.043

(1) 迭代过程。表 9-13 显示了每次迭代中残差平方和以及各参数的估计值,可以看出经过 3 次迭代后,模型达到收敛标准,最优解被找到。

表 9-14 参数估计表

参数估计值

参数	估计	标准误	95% 置信区间	
			下限	上限
a	53.204	.441	52.161	54.248
b	7.043	.280	6.380	7.705

(2) 参数估计值。表 9-14 给出了各个参数的估计值、标准误、95% 置信区间。容易发现,两者的置信区间都不含 0,从而可以认为两个参数都是有统计学意义的。

表 9-15 方差分析表

ANOVA[a]

因变量:y

源	平方和	df	均方
回归	36178.727	2	18089.363
残差	2.273	7	.325
未更正的总计	36181.000	9	
已更正的总计	207.556	8	

a. R 方 = 1-(残差平方和)/(已更正的平方和)=.989

(3) 模型检验结果。表 9-15 给出了非线性回归模型的检验结果。R 方的值为 0.989，表明回归模型的拟合效果很好。

(4) 最终分析结果。从上述结果(1)可以看出,非线性回归迭代过程收敛,最优解被找到;从结果(3)可以看出,模型的拟合优度很好,决定系数 R 方为 0.989;从结果(2)可以看出模型的参数值,而且各个参数都是有统计学意义的。最终模型表达式为

$$y=53.204+7.043/lnx$$

【思考题】

1. 简述相关分析与回归分析的区别与联系。
2. 多重线性回归分析中,怎样识别多重共线性的存在?处理多重共线性的方法有哪些?
3. 非线性回归能否对存在本质线性关系的变量进行分析?

【实验案例】

[**案例 9.1**] 已知因变量 y 的影响因素有 x_1、x_2、x_3,所得数据如表 9-16 所示,试用该数据进行多元线性回归分析。

表 9-16 因变量 y 与 3 个影响变量的数据表

编号	x_1	x_2	x_3	y
1	0.4	53	158	64
2	0.4	23	163	60
3	3.1	19	37	71
4	0.6	34	157	61
5	4.7	24	59	54
6	1.7	65	123	77
7	9.4	44	46	81
8	10.1	31	117	93
9	11.6	29	173	93
10	12.6	58	112	51
11	10.9	37	111	76

续表

编号	x_1	x_2	x_3	y
12	23.1	46	114	96
13	23.1	50	134	77
14	21.6	44	73	93
15	23.1	56	168	95
16	1.9	36	143	54
17	26.8	58	202	168
18	29.9	51	124	99

[案例 9.2] 某公共卫生应急培训班的讲师想建立一个回归模型，对参与培训的公共卫生人员毕业后的表现情况进行预测。自变量是参与培训的天数，因变量是公共卫生人员毕业后的长期表现指数，指数越大，表现越好。表 9-17 给出了相关数据，试用曲线回归方法拟合模型。

表 9-17　15 名公共卫生人员的培训天数与长期表现指数

编号	培训天数(x)	长期表现指数(y)
1	2	53
2	65	6
3	52	11
4	60	4
5	14	34
6	53	8
7	10	36
8	26	19
9	19	26
10	31	16
11	38	13
12	45	8
13	34	19
14	7	45
15	5	51

[案例 9.3] 一位药物学家用下面的非线性模型对药物反应拟合回归模型

$$y = c_0 - \frac{c_0}{1 + \left(\frac{x}{c_2}\right)^{c_1}} + \varepsilon$$

式中，自变量 x 为药剂量，用级别表示；因变量 y 为药物反应程度，用百分数表示。3 个参数 c_0、c_1、c_2 都是非负的，c_0 的上限是 100%，3 个参数的初始值取为 $c_0=100, c_1=5, c_2=4.8$，测得 9 个数据如表 9-18 所示。试对表中数据进行非线性回归分析。

表 9-18　某药物反映程度(y)与药剂量(x)关系表

x	1	2	3	4	5	6	7	8	9
y /%	0.5	2.3	3.4	24	54.7	82.1	94.8	96.2	96.4

第 10 章　Logistic 回归分析

在实际应用中,经常遇到结局为定类资料的情况,包括二分类结局变量(如发病与未发病、死亡与存活、阴性与阳性、吸烟与不吸烟、满意与不满意等)和多分类结局变量(如血型为 A 型、B 型、O 型和 AB 型;治疗效果为痊愈、显效、好转、无效等)。这种定类变量不满足多重线性回归模型对因变量的要求,线性回归分析无能为力,而 Logistic 回归分析则可以很好地解决这类问题。Logistic 回归分析方法有多种情况,本章主要介绍二分类非条件 Logistic 回归分析和多分类非条件 Logistic 回归分析。

10.1　二分类非条件 Logistic 回归分析

【统计学知识】

二分类非条件 Logistic 回归分析是一种解决二分类的因变量与多个影响因素关系的统计分析方法。

一、基 本 原 理

(一) Logistic 回归方程

研究一个因变量 Y 与多个自变量 $X_1, X_2, \cdots, X_m$ 之间的回归问题时,若因变量 Y 为二分类变量,某事件发生时赋值 $Y=1$,否则 $Y=0$。记 $P=P(Y=1)$ 为事件发生的概率,$P(Y=0)=1-P$ 为事件不发生的概率,则 P 的取值会落在$[0,1]$区间之内。现在要研究某事件发生概率 P 与其影响因素之间的关系,如果按照线性回归思路建立回归方程 $P=\beta_0+\beta_1 x_1+\beta_2 x_2+\cdots+\beta_m x_m$,由于自变量 $X_1, X_2, \cdots, X_m$ 的取值是任意的,这样 P 的取值范围为$(-\infty,+\infty)$,显然与 P 的取值范围$[0,1]$相矛盾,无法在实际意义上进行解释,为了避免这种情况出现,作以下 logit 变换

$$\text{logit}(P)=\ln\frac{P}{1-P}$$

这样 logit(P)的取值范围就是$(-\infty,+\infty)$,从而可以建立 logit(P)与 m 个自变量之间的回归方程

$$\text{logit}(P)=\ln\frac{P}{1-P}=\beta_0+\beta_1 x_1+\beta_2 x_2+\cdots+\beta_m x_m$$

经过简单运算可得

$$P=\frac{e^{\beta_0+\beta_1 x_1+\beta_2 x_2+\cdots+\beta_m x_m}}{1+e^{\beta_0+\beta_1 x_1+\beta_2 x_2+\cdots+\beta_m x_m}}$$

或

$$P=\frac{1}{1+e^{-(\beta_0+\beta_1 x_1+\beta_2 x_2+\cdots+\beta_m x_m)}}$$

上述两个式子称为 Logistic 回归方程,其中,β_0 为常数项,$\beta_1,\beta_2,\cdots,\beta_m$ 为 Logistic 回归系数。

(二) Logistic 回归方程的检验与分析

因为 Logistic 回归方程的参数也是通过样本数据估计得到的,所以能否描述总体以及是否有效,必须进行一系列检验和分析,主要有模型的整体性检验、回归系数检验以及模型的拟合优度分析等。

(三) 模型参数的意义

1. 优势与优势比

(1) 优势(Odds):是指某影响因素控制在某种水平时,事件发生概率与事件不发生概率的比值,即 $\text{Odds}=\frac{P}{1-P}$,也称为比数或比值。

(2) 优势比:某影响因素的两个不同水平的优势的比值称为优势比,也称为比数比。如某影响因素的一个水平为 C_1,另一个水平为 C_2,则这两个水平(水平 C_1 相对于水平 C_2)的优势比为 $\text{OR}=\frac{P_1/(1-P_1)}{P_2/(1-P_2)}$。

OR 表示影响因素对事件发生的影响方向和影响能力的大小。OR>1 表示该因素取值越大,事件发生的概率越大,在流行病学中称该因素为危险因素;OR<1 表示该因素取值越大,事件发生的概率越小,在流行病学中称该因素为保护因素;OR=1 表示该因素与事件的发生无关。

2. Logistic 回归系数的意义 方程中的 β_0 为常数项,表示各自变量为 0 时 $\text{logit}(P)$ 的值,即事件发生概率与未发生概率之比的自然对数。

$\beta_j(j=1,\cdots,m)$ 表示在其他自变量不变的情况下,自变量 X_j 改变一个单位时 $\text{logit}(P)$ 的改变量。假设自变量 X_j 的两个水平 C_1、$C_2(C_2>C_1)$,则 X 的两个水平(水平 C_2 相对于水平 C_1)相对应事件的优势比为

$$\ln(\text{OR})_j=\ln\left[\frac{P_2/(1-P_2)}{P_1/(1-P_1)}\right]=\text{logit}(P_2)-\text{logit}(P_2)=\beta_j(C_2-C_1)$$

即
$$(\text{OR})_j=e^{\beta_j(C_2-C_1)}$$

式中,P_1、P_2 分别表示 X_j 取值为 C_1、C_2 时的概率。

特殊情况下,假如自变量 X_j 是二分类变量,赋值为 $X_j=1$ 为暴露,$X_j=0$ 为非暴露,则暴露组与非暴露组间发生的优势比 $(\text{OR})_j=e^{\beta_j}$。

综上所述,回归系数 β_j 与优势比 $(\text{OR})_j$ 之间存在一个对应关系:X_j 增加一个单位后与增加前相比较,β_j 为事件优势比 $(\text{OR})_j$ 的自然对数。

当回归系数 $\beta_j=0$ 时,$(\text{OR})_j=1$,说明因素 X_j 对事件发生($Y=1$)不起作用;当 $\beta_j>0$ 时,$(\text{OR})_j>1$,说明因素 X_j 是一个危险因素,即随着 X_j 取值的增大会增加事件发生($Y=1$)的概率;$\beta_j<0$ 时,$(\text{OR})_j<1$,说明因素 X_j 是一个保护因素,即随着 X_j 取值的增大会减小事件发生($Y=1$)的概率。

(四) 方程中自变量的赋值

在 Logistic 回归方程中,自变量可以有多种形式。变量赋值的方式不同,参数估计值及符号将有所不同,从而对结果的解释方式也不同。

1. 二分类变量　若自变量 X 为二分类变量,一般用 0 和 1 赋值,例如,发生 $X=1$,未发生 $X=0$;男性 $X=1$,女性 $X=0$ 等。赋值较小的水平常被作为参照水平,关于这类变量的优势比就是水平 1 与水平 0 的优势之比。

2. 无序多分类变量　若自变量 X 为无序多分类变量,则应转化为哑变量的形式,k 个类别需要 $k-1$ 个哑变量。例如,受教育程度:青岛、济南、潍坊、淄博以上,有 4 个类别,应设置 3 个哑变量 X_1、X_2、X_3,如表 10-1 所示,在这里是以"青岛"为参照水平。SPSS 会计算出关于 3 个哑变量的 OR 值,它们的含义分别是以"青岛"为参照水平,"济南""潍坊""淄博"以上相对于参照的优势之比。

表 10-1　地区类别哑变量设置表

地区类别	X_1	X_2	X_3
青岛:0	0	0	0
济南:1	1	0	0
潍坊:2	0	1	0
淄博:3	0	0	1

在 SPSS 应用中,对无序多分类变量设置哑变量,只需将所需设置的变量选入相应列表框中即可,而且可以选用不同的方法设置参照水平。SPSS 默认的是以指示符对比,且以最后一个类别作为参照,用户可以根据实际需要进行更改。参照水平选取不同,结果也会不同,在应用中可以根据研究实际选择参照水平。

设置哑变量时需注意:①要求有足够大的样本容量,否则会出现参数估计值不稳定现象,有时甚至无法计算;②在逐步回归自变量筛选中,$k-1$ 个哑变量应视为一个整体,做到"整进整出"。

3. 有序多分类变量　若不需要比较各等级之间的优势,则当成连续型变量处理,否则需作成无序多分类变量看待,即作为哑变量处理,但将丢失影响方程的部分信息。

4. 连续型变量　若自变量 X 是连续型变量,可以按原数据形式参与分析,也可根据需要离散化成有序分类变量处理。原数据形式简单且可保持信息的完整性,但有时参数的实际意义不突出。例如,年龄为高血压的危险因素,当年龄由 X 岁增加到 $X+1$ 岁时,患高血压的优势比是年龄增加 1 岁与增加前的优势之比。实际上,相对于生命的全过程,1 岁的变化对患高血压的影响微不足道,这个优势比的实际意义并不重要。在分析时,可将年龄进行分组,以哑变量方式引入,则从低年龄组增加到高年龄组,患高血压的优势比是指年龄增加一个组别与增加前的优势之比,这样虽然会丢失一些信息,但对实际意义的解释则更合理一些。

二、应用条件及范围

二分类 Logistic 回归的应用条件如下:

(1) 数据必须来自随机样本,各观测对象之间相互独立。

(2) 因变量为二分类的分类变量或是某事件的发生率。自变量可以是连续型变量、定序变量或定类变量(多分类的定类变量必须转换成哑变量来处理)。

(3) 自变量与 $\text{logit}(P)$ (即 $\ln\frac{P}{1-P}$)之间为线性关系。

(4) 要有足够的样本量,Logistic 回归是建立在大样本基础上的。经验表明,试验和对照人数至少应各 30~50 例。有研究表明 Logistic 回归分析所需样本大小与自变量个数有关,一般认为样本数应为自变量个数的 5~10 倍。

三、Logistic 回归分析的应用

Logistic 回归分析的主要用途如下。

(1) 寻找危险(影响)因素,确定因变量的主要危险(影响)因素。

(2) 预测,建立 Logistic 回归模型,预测在不同的自变量情况下,发生某病或某种情况的概率有多大。

(3) 判别,跟预测有些类似,根据 Logistic 模型判断某人属于某病或属于某种情况的概率有多大。

当然,这是 Logistic 回归最常用的 3 个用途,实际中的 Logistic 回归用途是极为广泛的,Logistic 回归几乎已经成了流行病学和医学中最常用的分析方法,因为它与多重线性回归相比有很多优势。

【实例分析】

[**实例 10.1**]　为探讨糖尿病发生的影响因素,某研究者收集了 17 例病人及 13 例正常人的相应数据,考虑的影响因素见表 10-2,数据见表 10-3,在这里,$X_1, X_2, \cdots, X_7$ 为自变量,Y 为因变量。试用非条件 Logistic 回归模型进行分析。

表 10-2　糖尿病患病可能影响因素赋值表

因素	变量名	赋值说明
年龄/岁	X_1	连续变量
性别	X_2	男=1,女=0
糖尿病家族史	X_3	无=0,有=1
体重指数	X_4	超重=1,肥胖=2,正常=3
吸烟	X_5	不吸烟=0,吸烟=1
饮酒	X_6	不饮酒=0,饮酒=1
血压	X_7	正常=0,不正常=1
糖尿病	Y	患病=1,不患病=0

表 10-3　糖尿病相关影响因素调查资料

编号	X_1	X_2	X_3	X_4	X_5	X_6	X_7	Y
1	54	0	1	3	1	1	0	1
2	33	0	0	1	0	1	1	0
3	43	1	1	2	1	0	1	1
4	41	1	1	3	0	0	0	0
5	54	1	0	1	1	0	1	1
6	33	0	1	3	0	1	1	0
7	56	0	1	1	1	1	1	1
8	45	1	1	2	1	0	1	1
9	50	1	0	1	0	1	1	1

续表

编号	X_1	X_2	X_3	X_4	X_5	X_6	X_7	Y
10	34	1	0	3	1	0	0	0
11	56	1	1	1	1	0	0	1
12	33	0	0	2	1	1	0	0
13	43	1	0	3	1	1	1	0
14	48	0	1	3	0	0	1	1
15	48	0	1	1	0	1	0	1
16	31	0	1	2	1	0	1	1
17	35	0	0	3	0	0	1	0
18	37	1	0	3	0	0	0	0
19	63	1	0	1	0	0	1	0
20	37	1	0	2	1	1	0	0
21	36	1	0	1	1	0	1	0
22	56	0	0	3	0	0	1	1
23	60	0	1	1	1	0	0	1
24	55	0	1	1	0	1	0	1
25	51	0	1	2	1	0	0	1
26	66	1	1	3	1	0	0	1
27	58	0	1	3	0	1	1	1
28	45	1	0	3	0	1	1	0
29	55	1	1	2	1	0	1	1
30	40	1	0	2	0	1	0	0

[实验目的] 理解二分类非条件 Logistic 回归分析的基本原理、应用条件、主要用途、模型参数与优势比 OR 的关系与含义，能够利用 SPSS 根据获得的样本数据，建立因变量关于自变量的 Logistic 回归方程，筛选出主要危险(影响)因素，并且能对建立好的方程作出实际意义上的解释。

[操作步骤]

变量基本要求：一个因变量，变量类型为数值型或字符型，且为二分类变量；一个(或多个)自变量，变量类型可以是连续型变量，也可以是定序变量或定类变量。

本实例定义 9 个变量：编号 $X_1, X_2, \cdots, X_7, Y$，变量类型为数值型，然后分别录入相关数据。

菜单操作：执行"分析(Analyze)"→"回归(Regression)"→"二元 Logistic(Binary Logistic)"菜单命令，出现 Logistic 回归分析主界面。

界面参数设置：将因变量 Y 添加到"因变量(Dependent)"列表框，将自变量 $X_1, X_2, \cdots, X_7$ 添加到"协变量(Covariates)"(这里的协变量就是指自变量)列表框；在"方法(Method)"下按列表框中选择"向前：条件(Forward：Conditional)"方法进行建模，主界面如图 10-1 所示。

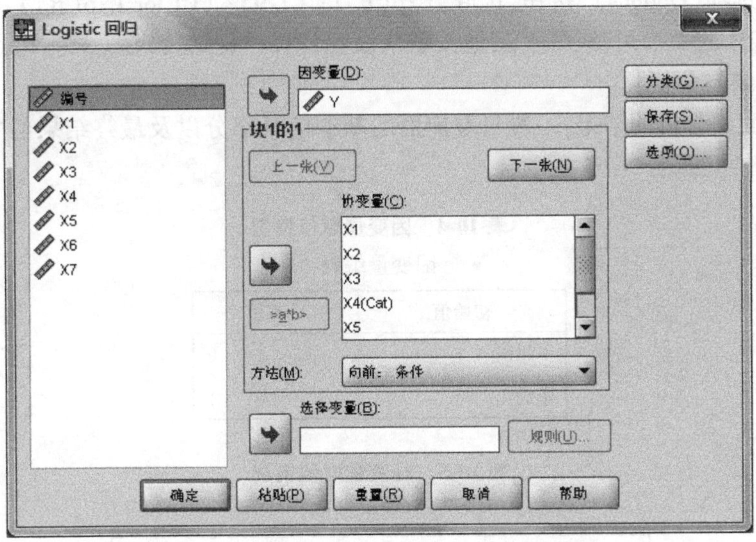

图 10-1　Logistic 回归主界面

SPSS 提供了 7 种自变量筛选方法：进入(强行进入法，所有变量一次全部进入方程)、向前：条件(向前法，基于条件参数似然比检验的结果剔除变量)、向前：LR(向前法，基于偏最大似然比检验的结果剔除变量)、向前：Wald(向前法，基于 Wald 统计量的结果剔除变量)、向后：条件(后退法，基于条件参数似然比检验的结果剔除变量)、向后：LR(后退法，基于偏最大似然比检验的结果剔除变量)、向后：Wald(后退法，基于 Wald 统计量的结果剔除变量)。这里选择是“向前：条件”方法进行建模，也可以根据实际情况及需要选择不同的自变量筛选方法。

对于无序多分类自变量 X_4-体重指数(超重 = 1，肥胖 = 2，正常 = 3)，需设置哑变量。单击“分类(Categorical)”按钮，打开的定义哑变量界面如图 10-2 所示。

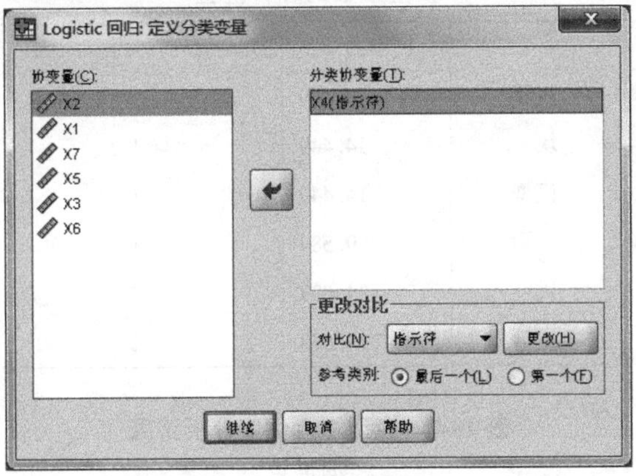

图 10-2　定义哑变量界面

将 X_4 添加到“分类协变量(Categorical Cvariates)”列表框，对比方式以默认“指示符”，参考类别是“最后一个”，是指所生成两个哑变量的 OR 是以体重正常为参照，超重和肥胖相对于参照水平的优势之比。其余设置为默认，单击“继续(Continue)”按钮返回主界面(图

10-1)；单击“选项(Options)”按钮，选取“Exp(*B*)的 CI：95%(CI for Exp(*B*))”选项，在结果中可以生成 OR 的 95% 可信区间，其他按默认设置，单击“确定”按钮。

[主要结果与分析]

Logistic 回归分析的结果，一般只看前面的基本信息部分以及最终结果的“块 1：方法＝向前步进(条件)”部分。

表 10-4　因变量赋值情况

因变量编码

初始值	内部值
不患病	0
患病	1

表 10-5　哑变量赋值情况

分类变量编码

		频率	参数编码	
			(1)	(2)
体重指数	超重	10	1.000	.000
	肥胖	8	.000	1.000
	正常	12	.000	.000

(1) 因变量赋值情况。表 10-4 和表 10-5 显示了因变量 Y 和哑变量 X_4 的赋值情况。请注意：二分类 Logistic 过程默认以因变量较大取值的概率 $P(Y=1)$，而不是以 $P(Y=0)$ 建立模型，分析结果时要弄清因变量的赋值情况，确保解释的正确性；而哑变量的对照类型则是可以设置的，默认是最后一个。

表 10-6　模型的整体性检验结果

模型系数的综合检验

		卡方	df	Sig.
步骤 1	步骤	14.449	1	.000
	块	14.449	1	.000
	模型	14.449	1	.000
步骤 2	步骤	9.584	1	.002
	块	24.033	2	.000
	模型	24.033	2	.000

表 10-7　模型拟合优度分析结果

模型汇总

步骤	-2 对数似然值	Cox & Snell *R* 方	Nagelkerke *R* 方
1	26.605[a]	.382	.513
2	17.021[b]	.551	.739

a. 因为参数估计的更改范围小于 .001，所以估计在迭代次数 5 处终止

b. 因为参数估计的更改范围小于 .001，所以估计在迭代次数 6 处终止

(2) 回归方程的检验与分析。由表 10-6 中步骤 2 的模型整体性检验中，模型检验的统计量卡方值为 24.033，$P=0.000$，在 0.01 水平下，模型有统计学意义。

由表 10-7 中步骤 2 的模型拟合优度分析可见，Cox & Snell $R^2=0.551$，Nagelkerke $R^2=0.739$，说明拟合优度尚可。

表 10-8 模型回归系数及其检验和 OR 值

		B	S. E	Wald	df	Sig.	EXP(B)	EXP(B)的 95% C. I.	
								下限	上限
步骤 1[a]	X3	3.245	.998	10.577	1	.001	25.667	3.631	181.437
	常量	-1.299	.651	3.979	1	.046	.273		
步骤 2[b]	X1	.187	.076	6.056	1	.014	1.205	1.039	1.398
	X3	3.552	1.402	6.418	1	.011	34.880	2.234	544.468
	常量	-9.932	3.801	6.828	1	.009	.000		

a. 在步骤 1 中输入的变量：X3

b. 在步骤 2 中输入的变量：X1

由表 10-8 可见，应用向前：条件法，经过两次变量筛选后，X_1（年龄）、X_3（糖尿病家族史）被引入方程，且其回归系数的 Wald 检验的 P 值均小于 0.05，说明都有统计学意义。

(3) 结论。表 10-8 步骤 2 结果显示，将各可能影响因素进行 Logistic 回归分析，经变量筛选后得到的主要影响因素有年龄（OR = 1.205）和糖尿病家族史（OR = 34.880），且其 OR 均大于 1，它们可能是糖尿病的危险因素，且糖尿病家族史是最危险因素，提示有糖尿病家族史的居民及老年居民更应该注意自身的健康，以预防糖尿病的发生。

拟合的 Logistic 回归方程为

$$P=\frac{1}{1+e^{-(-9.932+0.187x_1+3.552x_3)}}$$

10.2 多分类非条件 Logistic 回归分析

【统计学知识】

如果因变量的水平数大于 2，且水平之间不存在等级递减或等级递增关系（如职业、婚姻情况、所预选总统候选人），对这类分类因变量所采用的 Logistic 回归模型是通过一种广义 logit 模型的方法进行的。SPSS 的多分类 Logistic 回归便是一种简便的处理该类因变量问题的分析方法。

一、基本原理

多分类 Logistic 回归是选择因变量 Y 中某一类别为参照（SPSS 默认为取值水平大的为参照水平），拟合剩余各类别相对于此参照类别的 Logistic 回归模型，这样就可以得到拟合类别数减 1 个广义 logit 模型。

以因变量有 4 个水平为例，因变量的取值水平分别为 1、2、3、4，对 m 个自变量拟合 3 个广义 logit 模型如下：

$$\text{logit}(P_1)=\ln\left(\frac{P_1}{P_4}\right)=\beta_{10}+\beta_{11}x_1+\beta_{12}x_2+\cdots+\beta_{1m}x_m$$

$$\text{logit}(P_2)=\ln\left(\frac{P_2}{P_4}\right)=\beta_{20}+\beta_{21}x_1+\beta_{22}x_2+\cdots+\beta_{2m}x_m$$

$$\text{logit}(P_3) = \ln\left(\frac{P_3}{P_4}\right) = \beta_{30} + \beta_{31}x_1 + \beta_{32}x_2 + \cdots + \beta_{3m}x_m$$

式中,$P_j = P(Y=j)$,显然,应当有 $P_1+P_2+P_3+P_4=1$,且可以看出,$Y=4$ 成为参照水平,如果希望比较 2 和 3,则直接将 logit(P_2)和 logit(P_3)相减即可得到相应函数。

与二分类 Logistic 回归相同,仍然可以通过公式 $(\text{OR})_j = e^{\beta_j}$ 估计某一自变量 X 改变一个单位时的优势比 OR。多分类 Logistic 回归的参数估计、假设检验、自变量的赋值等与二分类 Logistic 回归类似,可以参见 10.1 节的内容。

二、应用条件及范围

多分类 Logistic 回归的应用条件如下:

(1) 数据必须来自随机样本,各观察对象之间相互独立。

(2) 因变量为无序多分类的定类变量。各自变量可以是连续变量、定序变量或定类变量(多分类的定类变量必须转换成哑变量来处理)。

(3) 自变量与 logit(P_j)之间为线性关系。

(4) 要有足够的样本量,该法是建立在大样本基础上的。

【实例分析】

[实例 10.2] 为研究中学生视力与年龄、性别之间的关系,表 10-9 给出了对山东省某中学 20 名视力低下学生视力监测的结果数据。试用多分类 Logistic 回归方法分析视力低下程度(由轻到重共 3 级)与年龄、性别(1 代表男性,2 代表女性)之间的关系。

表 10-9 山东省某中学 20 名学生视力监测结果数据

编号	视力低下程度(Y)	性别(X_1)	年龄(X_2)
1	1	1	15
2	1	1	15
3	2	1	14
4	2	2	16
5	3	2	16
6	3	2	17
7	2	2	17
8	2	1	18
9	1	1	14
10	3	2	18
11	1	1	17
12	1	2	17
13	1	1	15
14	2	1	18
15	1	2	15
16	1	2	15
17	3	2	17
18	1	1	15
19	1	1	15
20	2	2	16

[实验目的] 理解多分类非条件 Logistic 回归分析的基本原理、应用条件、模型参数与优势比 OR 的关系与含义，能够利用 SPSS 根据获得的样本数据建立因变量关于自变量的 Logistic 回归方程，筛选出主要危险(影响)因素，并且能对建立好的方程作实际意义上的解释。

[操作步骤]

变量基本要求：一个因变量，变量类型为数值型或字符型，且是多分类变量；一个(或多个)自变量，变量类型可以是连续型变量，也可以是有序变量或分类变量。

本例定义 4 个变量：编号、视力低下程度、性别、年龄，变量类型为数值型，然后分别录入相关数据。

菜单操作：执行"分析(Analyze)"→"回归(Regression)"→"多项 Logistic(Multinomial Logistic)"菜单命令，出现多项 Logistic 回归分析界面。

界面参数设置：将因变量"视力低下程度"添加到"因变量(Dependent)"列表框，SPSS 默认以因变量取值最大者作为参照水平；"因子(Factor)"列表框用于选入分类自变量，一般是定类的分类变量，有时根据需要也可以是定序的分类变量，系统会自动为其生成哑变量，本例将"性别"添加到"因子(Factor)"列表框。"协变量(Covariate)"列表框用于选入连续型自变量或定序自变量，本例将"年龄"添加到"协变量(Covariate)"列表框，其他采用默认值，单击"确定"按钮，界面如图 10-3 所示。

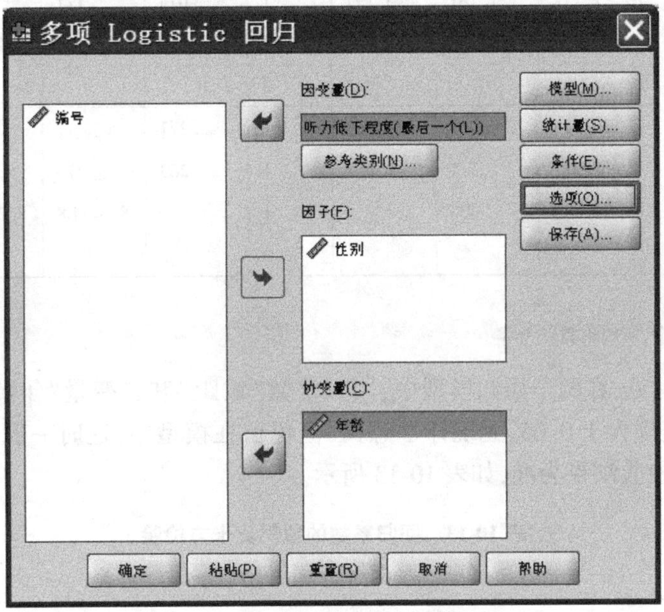

图 10-3 多项 Logistic 回归界面

[主要结果与分析]

表 10-10 模型的整体性检验结果

模型拟合信息

模型	模型拟合标准	似然比检验		
	-2 倍对数似然值	卡方	df	显著水平
仅截距	32.633			
最终	18.804	13.828	4	.008

（1）Logistic 回归方程的检验与分析。由表 10-10 最终的模型整体性检验可见，模型检验的统计量卡方值为 13.828，$P=0.008$，在 0.01 水平下，模型有统计学意义。

表 10-11 模型拟合优度分析结果

伪 R 方

Cox 和 Snell	.499
Nagelkerke	.572
McFadden	.336

由表 10-11 模型拟合优度分析可见，Cox & Snell、Nagelkerke 及 McFadden 的近似决定系数 R^2 分别为 0.449、0.572 和 0.336，说明模型拟合优度不理想。

表 10-12 多分类 Logistic 回归参数估计表

参数估计

视力低下程度[a]		B	标准误	Wald	df	显著水平	Exp(B)	Exp(B)的置信区间 95%	
								下限	上限
轻度	截距	34.338	19.553	3.084	1	.079			
	年龄	−2.112	1.181	3.197	1	.074	.121	.012	1.225
	[性别=1]	21.272	1.183	323.095	1	.000	1.731E9	1.702E8	1.761E10
	[性别=2]	0[b]	.	.	0	.	.	.	.
中度	截距	20.974	19.066	1.210	1	.271			
	年龄	−1.277	1.141	1.251	1	.263	.279	.030	2.613
	[性别=1]	20.540	.000	.	1	.	8.321E8	8.321E8	8.321E8
	[性别=2]	0[b]	.	.	0	.	.	.	.

a. 参考类别：重度

b. 因为此参数冗余，所以将其设为零

由表 10-12 可见，在两个回归模型中，回归常数“截距”和自变量“年龄”的回归系数的 Wald 检验的 P 值都大于 0.05，无统计学意义，但仍留在模型中，这时一般要以方程回归系数的似然比卡方检验结果为准，如表 10-13 所示。

表 10-13 回归系数的似然比卡方检验

似然比检验

效应	模型拟合标准	似然比检验		
	简化后的模型的−2 倍对数似然值	卡方	df	显著水平
截距	18.804[a]	.000	0	.
年龄	25.442	6.638	2	.036
性别	25.306	6.502	2	.039

卡方统计量是最终模型与简化后模型之间在−2 倍对数似然值中的差值，通过从最终模型中省略效应而形成简化后的模型，零假设就是该效应的所有参数均为 0

a. 因为省略效应不会增加自由度，所以此简化后的模型等同于最终模型

表 10-13 似然比卡方检验结果显示，回归常数“截距”、自变量“年龄”和“性别”的回归

系数的似然比卡方检验的 P 值均小于0.05,说明有统计学意义。

(2) Logistic 回归分析结论。表10-12还列出了多分类 Logistic 回归方程的参数值、标准误 OR 及 OR 的95%置信区间。由此可以得到拟合的两个 Logistic 回归方程分别为

$$\text{logit}(P_1)=\ln\left(\frac{P_1}{P_3}\right)=34.338-2.112\times\text{年龄}+21.272\times(\text{性别}=1)$$

$$\text{logit}(P_2)=\ln\left(\frac{P_2}{P_3}\right)=20.974-1.277\times\text{年龄}+20.540\times(\text{性别}=1)$$

由结果可知,视力低下轻度与重度相比,性别差异有统计学意义,$P<0.001$,OR 大于1,说明视力低下轻度与重度相比,男生中这一比值比女生中这一比值大;视力低下中度与重度相比,性别有统计学差异,$P<0.001$,OR 大于1,说明视力低下中度与重度相比,男生中这一比值也比女生中这一比值大。

【思考题】

1. Logistic 回归分析的主要用途有哪些?
2. 应用 Logistic 回归分析过程中应该注意哪些问题?

【实验案例】

[案例10.1] 胃癌手术后预后因素分析资料共98例,各项指标如下:

NO:例号

X_1:胃癌位置(胃底=1,胃体=2,胃窦=3)

X_2:胃癌大小(分0~5级)

X_3:大体类型(溃疡=1,肿块=2,浸润=3)

X_4:组织学类型(腺癌=1,黏液癌=2,未分化癌=3,混合型=4)

X_5:深度(分1~6级)

X_6:淋巴结转移(分0~3级)

X_7:手术方式(Ⅰ式=1,Ⅱ式=2,近胃=3,全切除=4)

X_8:血色素(g/L)

X_9:白细胞(个/mm^3)

X_{10}:手术时年龄(岁)

X_{11}:性别(男性=1,女性=0)

X_{12}:是否化疗(用化疗=1,未用化疗=0)

Y:手术后3年情况(死亡=1,存活=0)

数据如表10-14所示,试以 Y 为因变量,$X_1\sim X_{12}$ 为自变量,进行逐步 Logistic 回归(注意:X_1、X_3、X_4 和 X_7 为无序多项分类变量,应设置为哑变量形式。)

表10-14 98例胃癌病人术后资料表

NO	X_1	X_2	X_3	X_4	X_5	X_6	X_7	X_8	X_9	X_{10}	X_{11}	X_{12}	Y
1	3	2	1	1	2	0	1	13.1	4408	35	1	1	0
2	3	1	1	1	2	0	2	13.4	5726	25	1	1	0
3	3	2	1	2	2	0	1	13.7	5979	65	1	1	0

续表

NO	X_1	X_2	X_3	X_4	X_5	X_6	X_7	X_8	X_9	X_{10}	X_{11}	X_{12}	Y
4	3	3	1	1	6	3	2	8.5	6026	25	0	1	1
5	3	1	1	1	6	0	1	10.3	9610	55	1	1	0
6	3	2	1	3	5	3	2	10	8000	45	0	0	1
7	3	1	1	4	4	0	2	14	8100	55	1	1	0
8	3	2	1	2	6	1	2	12.5	4451	65	1	1	1
9	3	3	1	1	6	2	2	5.7	4984	65	0	1	1
10	3	1	1	1	6	3	2	11.3	4944	45	1	1	0
11	3	2	1	1	6	1	2	9	4733	55	1	1	1
12	3	1	1	1	3	0	2	14.8	8974	55	1	1	0
13	3	1	1	1	3	0	2	13.5	6329	55	1	1	0
14	2	2	1	1	6	1	2	10.7	7906	55	1	0	1
15	3	1	1	3	6	2	2	10.5	5265	45	1	0	1
16	3	1	3	2	3	2	2	7.4	3812	55	0	0	0
17	2	0	1	1	2	0	3	6.6	7801	65	0	1	0
18	3	2	1	2	6	1	2	12.5	4321	65	1	1	1
19	3	2	1	3	5	1	2	8.8	3331	45	1	0	0
20	3	1	1	1	1	0	2	11.8	4737	55	1	0	0
21	3	1	3	3	6	1	2	11	4637	55	0	0	1
22	3	0	2	4	3	1	2	13.1	3899	45	1	1	0
23	3	0	1	4	1	1	2	12.6	5144	35	0	0	0
24	2	4	3	1	6	1	4	8.4	6611	65	0	1	1
25	3	1	1	1	3	0	1	11.3	4509	25	0	0	0
26	3	2	3	4	5	1	2	9.9	4169	35	1	0	1
27	3	2	1	1	3	2	2	6.1	2153	45	0	1	1
28	3	2	3	1	5	1	2	9.9	5347	65	1	1	1
29	3	2	1	4	6	1	2	11.1	4038	65	0	1	0
30	3	2	1	3	5	1	2	10.4	1238	55	0	1	0
31	3	3	2	4	3	1	2	12.6	4960	35	1	1	0
32	3	2	1	1	6	1	2	3.5	5005	65	0	1	1
33	3	0	1	1	2	0	2	11.4	4814	55	1	1	0
34	3	1	1	2	3	0	2	11.3	4758	45	0	1	0
35	3	1	3	2	3	0	2	11.2	9823	65	0	0	0
36	3	1	1	1	1	1	2	10.5	5326	55	1	0	0
37	3	2	1	1	2	0	2	10.9	4314	55	1	0	0
38	3	0	1	4	2	0	1	9.4	3921	55	1	1	0
39	3	1	1	1	2	1	2	12.2	4705	55	1	1	0
40	3	1	1	1	5	0	2	14.7	4458	25	1	1	0

续表

NO	X_1	X_2	X_3	X_4	X_5	X_6	X_7	X_8	X_9	X_{10}	X_{11}	X_{12}	Y
41	3	4	3	1	5	1	2	6.2	10217	65	1	0	1
42	1	2	1	1	6	1	3	8.1	7381	45	1	1	1
43	3	2	1	4	5	2	2	11.9	5600	55	1	1	1
44	3	2	1	4	6	0	2	13.7	6760	55	0	1	0
45	3	3	1	1	1	1	2	8.6	6604	65	1	1	0
46	3	2	1	3	3	0	1	5.7	7499	55	1	1	1
47	3	2	1	4	2	0	1	15.1	5819	35	1	1	0
48	3	3	1	4	2	0	2	9.5	7151	45	0	1	0
49	2	3	3	4	6	3	2	10.7	6264	45	0	0	1
50	3	4	1	1	5	0	2	8.1	7299	45	1	0	0
51	3	1	1	1	1	0	1	13.1	6913	35	1	0	0
52	3	3	1	4	5	1	2	10.4	4761	55	1	1	1
53	2	4	1	1	5	1	2	9.5	7151	55	1	0	1
54	3	2	1	1	3	3	2	6.2	4388	65	1	0	1
55	3	1	2	4	5	1	2	13.6	6747	15	1	1	0
56	3	1	1	1	5	3	2	8.9	4761	35	0	1	1
57	3	3	2	4	6	2	2	12.1	4513	55	1	1	0
58	3	1	3	1	3	0	2	12.4	5233	55	1	1	0
59	3	1	1	1	3	2	2	8.9	8026	55	1	0	1
60	3	2	3	1	3	1	2	12.8	9531	45	1	0	1
61	2	0	3	1	3	0	4	10.6	4146	45	0	0	0
62	3	2	3	1	3	1	2	1.2	8989	45	1	0	1
63	3	3	1	1	6	2	2	6.7	6221	45	1	0	1
64	3	2	1	1	6	2	2	6.9	7724	55	1	0	1
65	2	2	1	4	5	1	3	13	8680	45	1	1	0
66	3	2	1	1	5	0	2	6.6	3410	55	1	0	0
67	3	3	3	4	3	1	2	9.3	3384	15	0	1	1
68	2	2	3	4	6	1	2	10.6	5036	35	0	0	1
69	3	2	1	1	6	2	2	12.6	4610	45	1	0	1
70	2	2	1	1	3	0	2	11.4	6513	45	1	1	0
71	3	1	1	1	5	0	2	10.2	5714	55	0	0	0
72	2	5	1	2	3	0	2	6.9	6170	65	0	0	0
73	1	1	1	1	3	1	3	11.1	5267	55	1	1	0
74	3	2	1	4	6	1	2	10	8123	55	1	1	1
75	3	2	1	4	6	2	2	9	8000	55	0	0	1
76	3	5	3	3	6	1	2	9.9	10092	55	1	1	1
77	3	1	1	1	6	1	2	7	5299	55	0	1	1

续表

NO	X_1	X_2	X_3	X_4	X_5	X_6	X_7	X_8	X_9	X_{10}	X_{11}	X_{12}	Y
78	3	1	1	1	3	0	2	11.4	7430	35	0	0	0
79	3	4	1	2	6	2	2	6.3	6048	65	1	0	1
80	3	2	1	1	3	2	2	7.2	4071	45	0	0	1
81	1	2	2	1	6	1	3	3.4	5525	45	0	0	1
82	3	4	1	1	6	3	2	5.5	4167	55	0	0	1
83	3	1	3	1	3	1	2	10.3	7408	25	1	0	1
84	3	2	1	1	6	3	2	3.7	3602	45	0	1	1
85	3	3	1	2	6	1	2	7	6791	55	0	0	1
86	3	2	1	1	3	0	2	8.4	4703	55	0	1	0
87	3	3	3	2	6	1	2	8.1	7424	55	1	0	1
88	3	4	1	2	6	1	2	6.5	8300	45	0	0	1
89	3	5	1	1	6	0	2	4.3	6974	55	1	0	1
90	3	2	1	4	5	2	2	5.3	7079	55	0	0	1
91	3	4	3	3	6	2	2	5.9	5569	35	0	1	1
92	3	3	1	1	6	3	2	5.4	4100	55	0	0	1
93	3	2	1	1	6	0	2	10.4	9053	45	1	1	1
94	3	1	3	1	6	1	2	8	4164	55	1	0	1
95	1	3	1	1	5	1	3	10.6	4750	35	1	0	1
96	3	5	3	1	6	1	2	7.3	4000	55	1	1	1
97	3	1	3	1	6	1	2	8	4141	55	0	0	1
98	3	2	1	1	6	0	2	10.4	9100	55	1	0	1

[**案例 10.2**]　表 10-15 给出了山东省某医院 20 名听力低下患者听力监测结果的数据。试用多项分类 Logistic 回归方法分析听力低下程度(由轻到重共 3 级)与年龄、性别(男性=1,女性=2)之间的关系。

表 10-15　山东省某医院 20 名听力低下患者听力监测结果数据

编号	听力低下程度(Y)	性别(X_1)	年龄(X_2)
1	1	1	55
2	3	2	55
3	2	1	54
4	2	2	66
5	3	2	76
6	2	2	47
7	2	2	67
8	2	1	58
9	1	1	34
10	3	2	28

续表

编号	听力低下程度(Y)	性别(X_1)	年龄(X_2)
11	3	1	67
12	2	2	67
13	3	1	75
14	2	1	48
15	1	2	55
16	3	2	75
17	3	2	47
18	1	1	55
19	1	1	65
20	3	2	76

第 11 章　生存分析

11.1　生命表分析

【统计学知识】

对于生存资料，首先需要获得各时间点上生存函数的估计值，最常用的一种方法就是寿命表法（life-table method）。

一、基本原理

寿命表法采用与编制生命表相似的原理计算生存率，通过计数落入时间区间 $[t, t+k]$ 内的失效和截尾的观察例数来估计该区间的死亡概率，然后根据概率的乘法原则将不同时期的生存概率相乘，得到自观察开始到指定某一时刻的生存率。

二、应用条件

（1）寿命表法适用于区间数据：即当资料按照固定时间间隔收集时，随访结果只是该年或该月期间若干观察人数、出现预期观察结果的人数和截尾人数（删失人数），数据总结成若干时段的频数表形式，而每位患者的确切生存时间未知，这时就应当用寿命表法进行研究。

（2）寿命表法适用于观察例数较多且分组的大样本生存资料。

三、适用范围与对象

（1）估计某生存时间的生存率和中位生存时间。

（2）绘制各种曲线，如生存函数、风险函数曲线等。

（3）对某一研究因素不同水平的生存时间分布的比较。

（4）控制另一个因素后对研究因素不同水平的生存时间分布的比较。

（5）对多组生存时间分布进行两两比较。

【实例分析】

［实例 11.1］　现有 450 例肺癌患者的随访资料，如表 11-1 所示，试对其生存情况进行描述。

表 11-1　450 例肺癌患者的随访资料

术后年数	0	1	2	3	4	5	6	7	8	9	10
期间死亡人数	90	82	65	52	40	30	20	15	8	4	2
期间删失人数	3	2	4	10	8	5	4	2	1	2	1

[实验目的]　理解寿命表分析的基本思想、应用条件及适用范围,掌握其SPSS操作实现和结果解读。

[操作步骤]

变量基本要求:先将资料整理成频数表形式(表11-1),并要求一个时间变量,类型为数值型;一个频数变量,类型为数值型,且需加权;一个结局变量,类型为数值型;还可以有分组变量,类型为数值型。随访时间数据是时间变量取值;随访期间的死亡和删失人数是频数变量取值;结局变量取值为1和0,若频数为死亡人数相应为1,若频数为删失(截尾)人数则赋值为0。

本实例中定义一个时间变量"术后年数"、一个频数变量"人数"、一个结局变量"结局",并设置其"值(Value)"为"死亡=1,删失=0"。将术后年数录入时间变量,将期间死亡人数和期间删失人数录入频数变量,将频数变量对应的两类数据分别录入1、0至结局变量。

菜单操作

(1) 变量加权。执行"数据(Data)"→"加权个案(Weight Cases)"→"加权个案(Weight Cases by)"菜单命令,将频数变量"人数"添加到"频率变量(Frequency Variable)"列表框,单击"确定"按钮。

(2) 生命表分析。执行"分析(Analyze)"→"生存函数(Survival)"→"寿命表(Life Tables)"菜单命令,出现生命表分析主界面。

界面参数设置:将"术后年数"添加到"时间(Time)"列表框;在"显示时间间隔(Display Time Intervals)"区域,在"0到(0 through)"数值框填入最大生存时间的上限10;在"步长(by)"数值框填入生存时间的组距1;在"状态(Status)"列表框选入结局变量"结局",如图11-1所示。单击"定义事件(Define Events)"按钮,在"单值(Single Value)"数值框填入1。

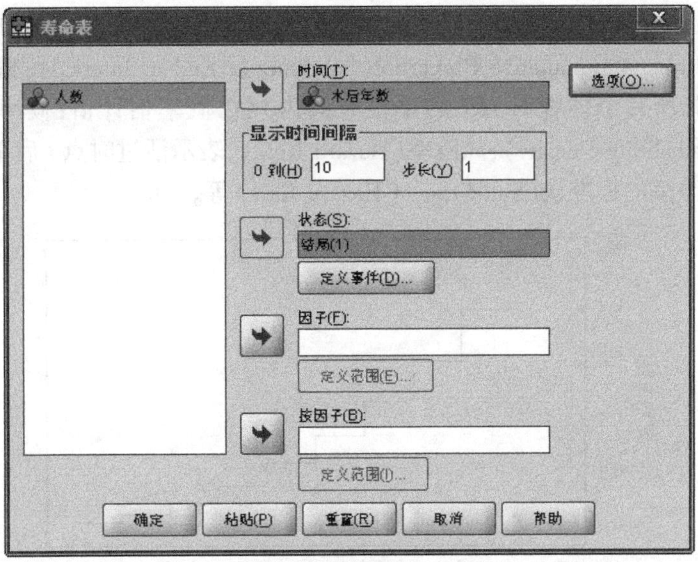

图11-1　寿命表法主界面

在寿命表法主界面中单击"选项(Option)"按钮,在打开界面的"图形(Plot)"区域选中"生存函数(Survival)"选项,单击"继续(Continue)"按钮,其他采用默认值,单击"确定"按钮。

[主要结果与分析]

表 11-2　肺癌患者术后寿命表*

期初时间	期初记入数	期内退出数	历险数	期间终结数	终结比例	生存比例	期末的累积生存比例	期末的累积生存比例的标准误	概率密度	概率密度的标准误	风险率	风险率的标准误
0	450	3	448.500	90	.20	.80	.80	.02	.201	.019	.22	.02
1	357	2	356.000	82	.23	.77	.62	.02	.184	.018	.26	.03
2	273	4	271.000	65	.24	.76	.47	.02	.148	.017	.27	.03
3	204	10	199.000	52	.26	.74	.35	.02	.122	.016	.30	.04
4	142	8	138.000	40	.29	.71	.25	.02	.100	.015	.34	.05
5	94	5	91.500	30	.33	.67	.16	.02	.080	.014	.39	.07
6	59	4	57.000	20	.35	.65	.11	.02	.058	.012	.43	.09
7	35	2	34.000	15	.44	.56	.06	.01	.047	.012	.57	.14
8	18	1	17.500	8	.46	.54	.03	.01	.027	.009	.59	.20
9	9	2	8.000	4	.50	.50	.02	.01	.016	.008	.67	.31
10	3	1	2.500	2	.80	.20	.00	.00	.000	.000	.00	.00

* 中位数生存时间为 2.78

由表 11-2 可知，中位数生存时间为 2.78 年，表明术后肺癌患者死亡人数达到一半的时间为 2.78 年。

同时寿命表还给出了一些其他重要指标，如终结比例(Proportion Terminating)，即死亡概率；生存比例(Proportion Surviving)，即生存概率；期末的累积生存比例(Cumulative Proportion Surviving at End of Interval)，即截止本段上限的累积生存概率；期末的累积生存比例的标准误(Std. Error of Cumulative Proportion Surviving at End of Interval)；概率密度(Probability Density)，指所有个体在时点 t 后单位时间内死亡概率估计值；概率密度的标准误(Std. Error of Probability Density)；风险率(Hazard Rate)，表示活过时点 t 后单位时间内死亡概率估计值；风险率的标准误(Std. Error of Hazard Rate)等。

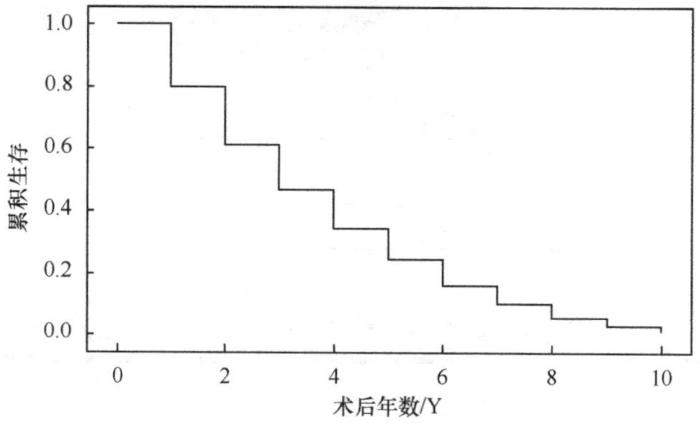

图 11-2　累积生存率曲线

图11-2为累积生存率曲线图，横坐标为生存的时间，而纵坐标是生存函数的大小。显然，随着时间的流逝，生存的概率递减，曲线呈下降趋势。

11.2 Kaplan-Meier分析

【统计学知识】

Kaplan-Meier法是由英国统计学家Kaplan和Meier于1958年提出的，该方法利用条件概率及概率的乘法原理计算生存率及其标准误，又称为乘积极限法(Product-Limit Method，P-L法)。

一、基本原理

若假定$S(t)$为t年的生存率，$S(t_{k-1})$为活过t_{k-1}年后又活过t_k年的条件概率。若资料无删失数据，则生存率$S(t)=P(T\geqslant t)=\dfrac{t\text{时刻仍然存活例数}}{\text{观察总例数}}$；若资料有删失数据，则生存率$S(t)$为各个时段生存概率$p_k$的乘积，即

$$S(t)=p_1\times p_2\times p_3\times\cdots\times p_k=S(t_{k-1})\times p_k$$

另一种表达方式为

$$S(t)=S(t_{k-1})\times S(t_k/t_{k-1})$$

二、应用条件

Kaplan-Meier分析适用于小样本或者大样本未分组资料的生存率的估计和组间生存率的比较，主要适用于样本含量较小的资料分析。

三、适用范围与对象

(1) 估计各生存时间的生存率以及中位生存时间。
(2) 绘制各种曲线，如生存函数、风险函数曲线等。
(3) 比较某研究因素不同水平的生存时间有无差异。
(4) 控制某个分层因素后对研究因素不同水平的生存时间分布进行比较。
(5) 对多组生存时间分布进行两两比较。
(6) 各总体分布比较采用Log Rank等非参数方法。

【实例分析】

[实例11.2] 用某中药加化疗(中药组)和化疗(对照组)两种疗法治疗白血病后，随访记录各患者的生存时间，不带"+"号者表示已死亡，即完全数据；带"+"号者表示尚存活，即截尾数据，如表11-3所示，试进行生存分析。

表11-3 两组疗法治疗白血病随访资料 (单位：月)

中药组	10	2+	12+	13	18	6+	19+	26	9+	8+	6+	43+	9	4	31	24
对照组	2+	13	7+	11+	6	1	11	3	17	7						

[实验目的] 理解 Kaplan-Meier 法的基本思想、应用条件及适用范围，掌握其 SPSS 操作实现和结果解读。

[操作步骤]

变量基本要求：一个时间变量，类型为数值型；一个结局变量，类型为数值型；还可以有分组变量，类型为数值型或字符型。随访时间数据是时间变量取值；结局变量取值为 1 和 0（死亡=1，截尾=0）。

本实例中定义一个时间变量“生存时间”和一个结局变量“结局”，并设置其值（Value）为“死亡=1，截尾=0”；一个分组变量，并设置其值（Value）为“中药组=1，对照组=2”。将生存时间录入时间变量，将死亡和截尾两类数据分别对应录入 1、0 至结局变量，将组别分别对应录入 1、2 至分组变量。

菜单操作：执行“分析（Analyze）”→“生存函数（Survival）”→“Kaplan-Meier”菜单命令，出现 Kaplan-Meier 主界面。

界面参数设置：将“生存时间”添加到“时间（Time）”列表框，将“结局”添加到“状态（Status）”列表框，单击“定义事件（Define Events）”按钮，在“单值（Single Value）”数值框填入 1；将分组变量“组别” 添加到“因子（Factor）”框，如图 11-3 所示。

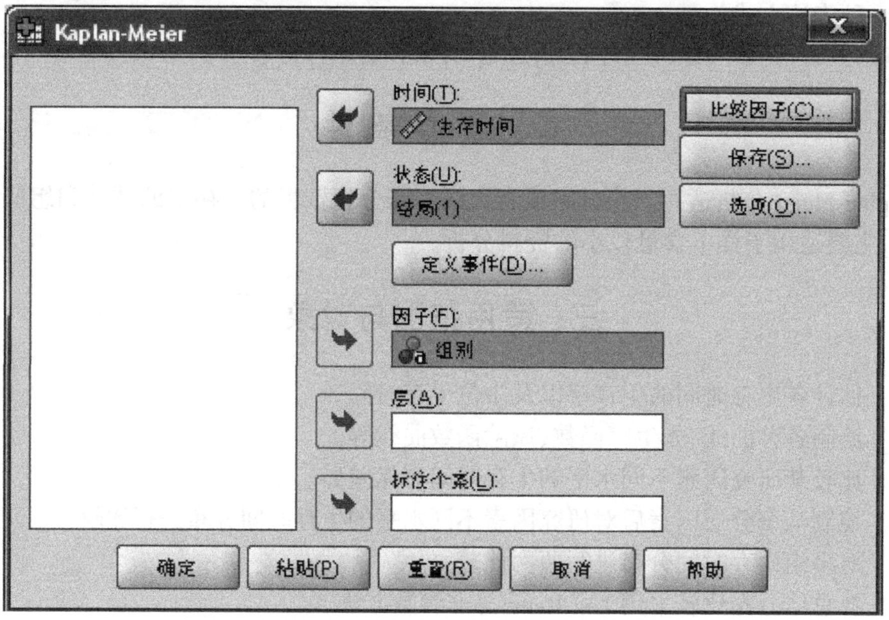

图 11-3 Kaplan-Meier 主界面

在 Kaplan-Meier 主界面中单击“选项（Option）”按钮，在打开的界面的“图（Plot）”区域选中“生存函数（Survival）”选项，单击“继续（Continue）”按钮，再单击“比较因子（Compare Factor）”按钮，选中最常用的“对数秩（Log-rank）”选项，用于检验时间分布是否相同，单击“继续（Continue）”按钮，其他采用默认值，单击“确定”按钮。

[主要结果与分析]

表 11-4 两组人群生存率估计表

生存表

组别		时间	状态	此时生存的累积比例		累积事件数	剩余个案数
				估计	标准误		
1	1	4.000	死亡	.933	.064	1	14
	2	6.000	截尾	.	.	1	13
	3	6.000	截尾	.	.	1	12
	4	8.000	截尾	.	.	1	11
	5	9.000	死亡	.848	.100	2	10
	6	9.000	截尾	.	.	2	9
	7	10.000	死亡	.754	.126	3	8
	8	12.000	截尾	.	.	3	7
	9	13.000	死亡	.646	.147	4	6
	10	18.000	死亡	.539	.157	5	5
	11	19.000	截尾	.	.	5	4
	12	24.000	死亡	.404	.166	6	3
	13	26.000	死亡	.269	.156	7	2
	14	31.000	死亡	.135	.123	8	1
	15	43.000	截尾	.	.	8	0
2	1	1.000	死亡	.900	.095	1	9
	2	2.000	截尾	.	.	1	8
	3	3.000	死亡	.788	.134	2	7
	4	6.000	死亡	.675	.155	3	6
	5	7.000	死亡	.563	.165	4	5
	6	7.000	截尾	.	.	4	4
	7	11.000	死亡	.422	.174	5	3
	8	11.000	截尾	.	.	5	2
	9	13.000	死亡	.211	.173	6	1
	10	17.000	死亡	.000	.000	7	0

表 11-4 给出了两组人群的生存率估计表,其中“此时生存的累积比例估计”表示该时点的生存率估计值,如第 1 组第五个月的生存率为 0.848。

表 11-5 生存表均值和中位数

组别	均值[a]				中位数			
	估计	标准误	95% 置信区间		估计	标准误	95% 置信区间	
			下限	上限			下限	上限
1	22.013	3.663	14.834	29.193	24.000	7.519	9.262	38.738
2	9.775	1.974	5.905	13.645	11.000	4.940	1.318	20.682
整体	17.539	2.793	12.065	23.012	13.000	3.481	6.177	19.823

a. 如果估计值已删失,那么它将限制为最长的生存时间

表 11-5 给出了两组的平均生存时间,中位数平均时间、标准误及 95% 置信区间等信息。由表 11-5 可知,中药组生存时间均值为 22.013 个月,中位数为 24 个月;对照组生存时间均值为 9.775 个月,中位数为 11 个月。

表 11-6 两组生存率 Log Rank 比较

整体比较

	卡方	df	Sig.
Log Rank (Mantel-Cox)	6.579	1	.010

为组别 group 的不同水平检验生存分布等同性

表 11-6 给出了两组比较的 Log Rank 检验结果($P=0.01$),检验结果表明两组生存率差异有统计学意义。

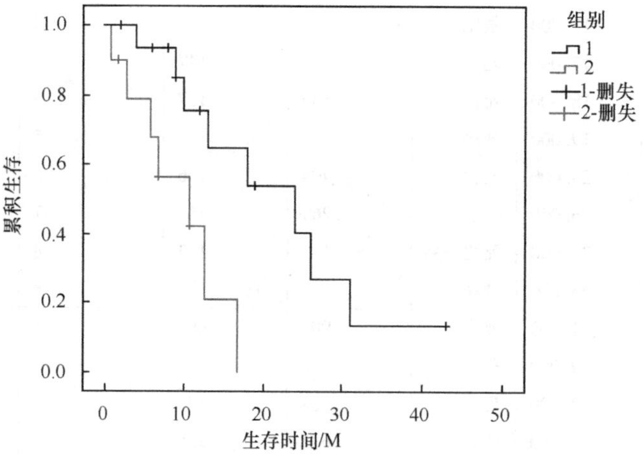

图 11-4 两组生存曲线图

图 11-4 为两组生存曲线图,可见两组生存曲线的大致分布规律,并可以进行两组生存率的比较,容易看出中药组(组别 1)预后效果比对照组(组别 2)好。

11.3 Cox 回归分析

【统计学知识】

Cox 回归模型是 1972 年由英国统计学家 Cox 提出,主要用来研究各种因素(称为协变量或伴随变量等)对于生存期长短的关系,即主要用于因素分析。

生存资料同时考虑生存结局和生存时间,生存时间不服从正态分布,且可能含有删失数据,面对这些特点,传统的多因素分析方法无能为力。Logistic 回归以生存结局为因变量,仅考虑结局的好坏(死亡或生存),而未考虑出现该结局的时间长短,无论死亡发生在随访早期或晚期,处理方法均相同。多重线性回归以生存时间为因变量,虽能考虑生存时间,但生存时间一般不服从正态分布,而且传统线性回归不能有效利用删失时间。因此,传统分析方法不能同时处理生存结局和生存时间,也不能处理删失时间。Cox 回归就是在这样的背景下提出的,该模型以生存结局和生存时间为因变量,可同时分析众多因素对生存期的影响,分析带有删失生存时间的资料,且不要求资料服从特定的分布。

一、基本原理

Cox 回归模型基本形式为

$$h(t,x)=h_0(t)\cdot e^{(\beta_1 x_1+\beta_2 x_2+\cdots+\beta_k x_k)}$$

式中,$x_1,x_2,x_3,\cdots,x_m$ 是协变量(即自变量);$\beta_1,\beta_2,\beta_3,\cdots,\beta_m$ 是回归系数,可由样本估计得到。$\beta_i>0$ 表示该协变量是危险因素,该值越大生存时间越短;$\beta_i<0$ 表示该协变量是保护因素,该值越大生存时间越长。

$h_0(t)$ 为基础风险函数(baseline survival function),它是全部协变量 $x_1,x_2,x_3,\cdots,x_m$ 都为 0 或标准状态下的风险函数。$h(t,x)$ 表示当各协变量值 x 固定时,个体在 t 时刻的风险函数,它和 $h_0(t)$ 成比例,所以该模型又称为比例风险模型(proportional hazard model)。

二、应用条件

由 Cox 回归模型基本形式可以看出,Cox 回归模型假定预后因素对其死亡风险的作用强度在所有时间上都保持一致,这是 Cox 回归模型的一个重要条件。

三、适用范围与对象

(1) 因素分析:分析哪些因素(协变量)影响生存期的长短。

(2) 计算各因素在排除其他因素影响后,对于死亡的相对危险度。若某因素 x_i 的偏回归系数为 b_i,则该因素 x_i 对于死亡的比数比为 $\exp(b_i)$。

(3) 比较各因素对于生存期长短的相对重要性。通过比较各标准化偏回归系数 b_i 绝对值的大小来判断,绝对值越大对生存期长短的作用越大。

(4) 考察因素之间是否有交互作用。例如,考察 x_k 和 x_l 之间的交互作用是否显著,将 $x_{kl}=x_k\cdot x_l$ 引入方程,如其偏回归系数 b_{kl} 显著,则 x_k 和 x_l 间有交互作用。

【实例分析】

[实例 11.3] 为探讨某恶性肿瘤的预后,某研究者收集了 25 例患者的生存时间、生存结局及影响因素。影响因素包括病人年龄、性别、组织学类型、治疗方式、淋巴结转移,生存时间以月计算,变量的赋值和所收集的资料如表 11-7 和表 11-8 所示,试用 Cox 回归模型进行分析。

表 11-7 各影响因素赋值情况

因素	变量名	赋值说明
年龄	X_1	单位:岁
性别	X_2	女=0,男=1
组织学类型	X_3	高分化=0,低分化=1
治疗方法	X_4	传统疗法=0,新疗法=1
淋巴结转移	X_5	否=0,是=1
生存时间	t	单位:月
生存结局	Y	删失=0,死亡=1

表 11-8　收集的 25 例恶性肿瘤患者生存时间　　　　(单位:月)

No	X_1	X_2	X_3	X_4	X_5	t	Y
1	54	0	1	1	1	52	0
2	57	0	0	0	0	51	0
3	58	0	1	0	1	35	1
4	43	1	0	1	1	103	0
5	48	0	1	0	0	7	1
6	40	0	0	0	0	60	0
7	44	0	0	0	0	58	0
8	36	0	1	0	1	29	1
9	39	1	0	1	0	70	0
10	42	0	0	0	0	67	0
11	42	0	0	0	0	66	0
12	42	1	1	1	1	87	0
13	51	1	0	1	0	85	0
14	55	0	0	0	0	82	0
15	49	1	0	1	0	76	0
16	52	1	0	1	0	74	0
17	48	1	0	1	0	63	0
18	54	1	1	1	1	101	0
19	38	0	0	1	0	100	0
20	40	1	0	1	0	66	1
21	38	0	1	1	1	93	0
22	19	0	1	0	1	24	1
23	67	1	1	1	1	93	0
24	37	0	1	1	1	90	0
25	43	1	1	0	1	15	1

[实验目的]　理解 Cox 回归模型的基本思想、应用条件及适用范围,掌握其 SPSS 操作实现和结果解读。

[操作步骤]

变量基本要求:一个时间变量,类型为数值型;一个结局变量,类型为数值型;多个影响因素变量(可以是定类、定序、定距及定比数据变量),类型为数值型或字符型。随访时间数据是时间变量取值;结局变量取值为 1 和 0(死亡=1,截尾=0)。

本实例中定义 5 个影响因素变量"年龄""性别""组织学类型""治疗方式"及"淋巴结转移",一个时间变量"生存时间",一个结局变量"生存结局",并设置其值为"死亡=1,截尾=0"。将影响因素 X_1 ~ X_5 数据分别录入影响因素变量,将生存时间录入时间变量,将死亡和截尾两类数据分别对应录入 1、0 至结局变量。

菜单操作:执行"分析(Analyze)"→"生存函数(Survival)"→"Cox 回归(Cox Regression)"菜单命令,出现 Cox 回归主界面。

界面参数设置:将时间变量"生存时间"添加到"时间(Time)"列表框;把结局变量"生存结局"添加到"状态(Status)"列表框,单击"定义事件(Define Event)"按钮,在"单值(Single Value)"数值框中输入 1;再把影响因素变量"年龄""性别""组织学类型""治疗方式”“淋巴结转移”添加到“协变量(Covariates)”列表框;方法选择“向前:条件(Forward Conditional)”,如图 11-5 所示。

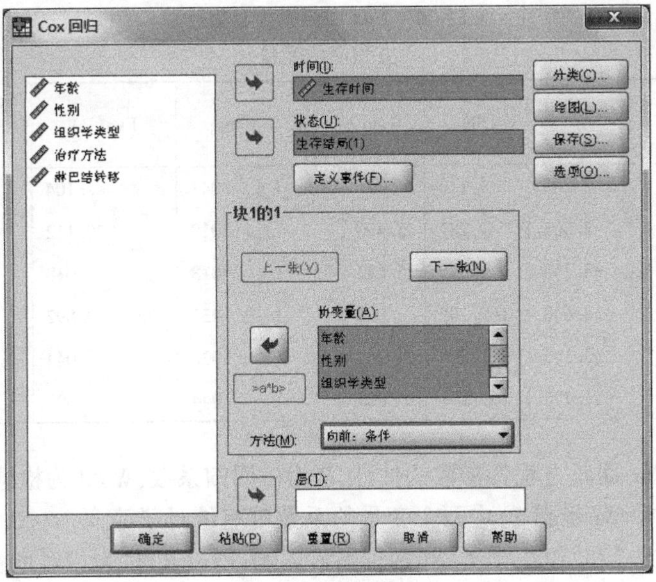

图 11-5　Cox 回归分析主界面

单击“分类(Categorical)”按钮,一般将多分类无序变量添加到“分类协变量(Categorical Covariates)”列表框,系统将作为哑变量处理。本例将“治疗方式”和“组织学类型”选入,“参考类别(Reference Category)”选“第一个(First)”,单击“更改(Change)”按钮;单击“选项(Options)”按钮,在打开界面的“模型统计量(Model Statistics)”区域选择“CI 用于 exp(B)95%(CI for exp(B)95%)”选项;单击“绘图(Plots)”按钮,选中“生存函数(Survival)”选项,将“协变量值的位置(Covariate Values Plotted at)”列表框中的“治疗方式”添加到“单线(Separate Lines for)”列表框,把定类协变量的不同水平的曲线放到一张图中。单击“继续(Continue)”按钮,回到主界面,之后单击“确定”按钮。

[主要结果与分析]

表 11-9　Cox 回归模型整体性检验

模型系数的综合测试[d,e]

步骤	-2 倍对数似然值	整体(得分)			从上一步骤开始更改			从上一块开始更改		
		卡方	df	Sig.	卡方	df	Sig.	卡方	df	Sig.
1[a]	30.798	6.077	1	.014	5.954	1	.015	5.954	1	.015
2[b]	22.168	13.229	2	.001	8.631	1	.003	14.584	2	.001
3[c]	18.709	14.730	3	.002	3.458	1	.063	18.043	3	.000

a. 在步骤编号 1:治疗方法处输入变量

b. 在步骤编号 2:组织学类型处输入变量

c. 在步骤编号 3:淋巴结转移处输入变量

d. 起始块编号 0,最初的对数似然函数:-2 倍对数似然值:36.752

e. 起始块编号 1. 方法 = 向前逐步(条件 LR)

表 11-9 的 Cox 回归模型整体性检验可见，建立的 3 种 Cox 回归模型整体都有统计学意义（$P<0.05$）。

表 11-10　Cox 回归模型参数检验

方程中的变量

		B	SE	Wald	df	Sig.	Exp(B)	95.0% CI 用于 Exp(B)	
								下部	上部
步骤 1	治疗方法	-2.267	1.110	4.176	1	.041	.104	.012	.912
步骤 2	组织学类型	3.001	1.281	5.490	1	.019	20.112	1.633	247.639
	治疗方法	-3.264	1.375	5.632	1	.018	.038	.003	.567
步骤 3	组织学类型	14.648	169.105	.008	1	.931	2299699.892	.000	2.015E150
	治疗方法	-3.115	1.398	4.967	1	.026	.044	.003	.687
	淋巴结转移	-11.796	169.101	.005	1	.944	.000	.000	6.553E138

表 11-10 为 Cox 回归方程各参数的估计，*B* 为偏回归系数，Wald 为检验偏回归系数的统计量，显然第二个模型（步骤 2）中两个变量的系数都有统计学意义（$P<0.05$），说明生存结局主要受“治疗方法”和“组织学类型”两种因素影响；Exp(*B*)栏为相对危险度 OR，在步骤 2 中，“治疗方法”的 OR=0.038，说明新治疗方法对生存结局有重要影响，是死亡率的保护因素，即从传统治疗方法变成新治疗法后，术后死亡风险降低到原来的 3.8%，而“组织学类型”的 OR=20.112，说明“组织学类型”是死亡率的危险因素，说明低分化术后是高分化术后死亡风险的 20.112 倍；步骤 2 的 Cox 回归模型为

$$h(t,x)=h_0(t)\cdot e^{(-3.264\text{治疗方法}+3.001\text{组织学类型})}$$

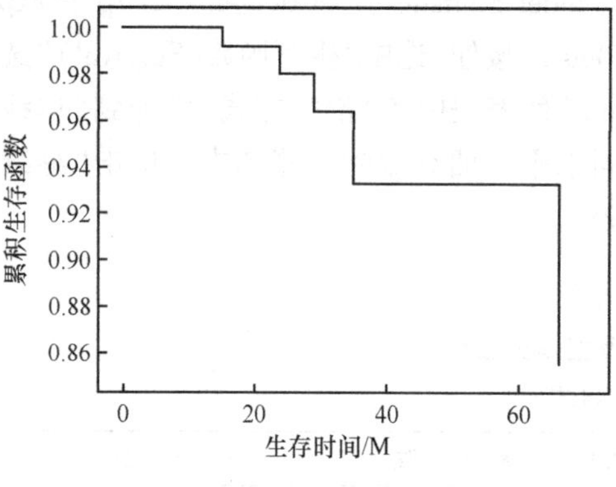

图 11-6　协变量均值水平时累积生存函数曲线

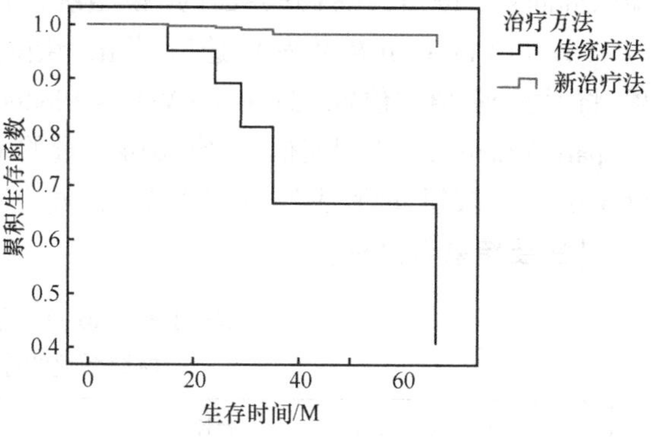

图 11-7　两种不同疗法累积生存函数曲线

图 11-6 各协变量均值水平的累积生存函数曲线图可以分析总体人群总的生存率随时间的变化趋势。

由图 11-7 两种不同疗法的累积生存函数曲线图可以清楚地比较两种治疗方法的总体人群的生存率变化趋势，也可以对两种治疗方法进行比较，从图中可以看出新疗法的生存率较高，说明新疗法的预后效果较好。

【思考题】

1. 生存资料的主要特点有哪些？

2. 何为删失数据？何为完全数据？在生存分析中应如何区分和标注两种不同的数据？

3. 简述 Logistic 回归分析与 Cox 回归模型的区别和联系。

【实验案例】

[案例 11.1] 研究者收集了 500 例心梗病人的生存数据，如表 11-11 所示，试计算其生存率及其标准误，并估计中位生存时间。

表 11-11 心梗病人随访资料 (单位：年)

术后年数	0	1	2	3	4	5	6	7	8	9	10
期间死亡人数	82	30	27	22	26	25	20	11	14	13	5
期间删失人数	0	8	8	7	7	28	31	24	27	22	18

[案例 11.2] 为探讨传统手术(A)和改进手术(B)治疗某种恶性肿瘤的预后效果，分别随机选取了病情基本一致的患者进行手术，术后随访记录各患者的生存时间，不带"+"号者表示已死亡，即完全数据；带"+"号者表示尚存活，即截尾数据，结果如表 11-12 所示，试进行生存分析。

表 11-12 两种手术后患者随访资料 (单位：月)

A	3	9	15	20	20	26	64+	64	135	365	450	596+	680+	900+
B	10	70+	70+	120	225	366	390+	18+	647+	776+	800+	852+	900+	920+

[案例 11.3] 探讨恶性肿瘤患者的预后与各影响因素 $X_1 \sim X_6$ 之间的关系，变量赋值及收集资料如表 11-13 和表 11-14 所示，试进行 Cox 回归分析判断各因素对恶性肿瘤预后有无影响，并分析影响程度大小及方向。

表 11-13 各影响因素赋值情况

变量名	变量	量化值
X_1	年龄	单位：岁
X_2	性别	男 = 1，女 = 2
X_3	组织学类型	高分化 = 1，低分化 = 2
X_4	治疗方式	传统 = 1，新方法 = 2
X_5	淋巴结是否转移	是 = 1，否 = 2
X_6	肿瘤浸润程度	突破浆膜 = 1，无突破浆膜 = 2
Y	结局	死亡 = 0，截尾 = 1
t	生存时间	单位：月

表 11-14 恶性肿瘤患者的生存时间与预后因素 (单位：月)

患者编号	X_1	X_2	X_3	X_4	X_5	X_6	t	y
1	54	2	2	1	1	2	25	1
2	57	2	1	1	1	2	38	1
3	58	2	2	1	1	1	30	0

续表

患者编号	X_1	X_2	X_3	X_4	X_5	X_6	t	y
4	43	1	1	2	2	2	103	1
5	45	2	2	1	1	2	28	1
6	42	2	1	1	1	1	28	1
7	45	2	2	2	2	2	52	1
8	62	1	2	2	1	2	52	1
9	52	1	2	1	1	1	36	0
10	51	2	1	2	2	2	52	1
11	56	1	1	2	2	2	92	1
12	53	2	1	2	2	1	56	1
13	53	1	2	1	1	1	38	0
14	58	1	1	1	1	1	35	0
15	52	2	2	2	2	2	85	1
16	48	1	1	2	2	1	105	1
17	49	2	1	2	2	2	102	1
18	48	1	2	2	2	1	52	0
19	41	2	1	2	2	2	62	1
20	42	1	2	2	2	1	62	1
21	54	2	2	1	1	2	25	1
22	57	2	1	1	1	2	38	1
23	58	2	2	1	1	1	30	0
24	43	1	1	2	2	2	103	1
25	45	2	2	1	1	2	28	1
26	42	2	1	1	1	1	28	1
27	45	2	2	2	2	2	52	1
28	62	1	2	2	1	2	52	1
29	52	1	2	1	1	1	36	0
30	51	2	1	2	2	2	52	1
31	56	1	1	2	2	2	92	1
32	53	2	1	2	2	1	56	1
33	53	1	2	1	1	1	38	0
34	58	1	1	1	1	1	35	0
35	52	2	2	2	2	2	85	1
36	48	1	1	2	2	1	105	1
37	49	2	1	2	2	2	102	1
38	48	1	2	2	2	1	52	0
39	41	2	1	2	2	2	62	1
40	42	1	2	2	2	1	62	1

第12章 因子分析

【统计学知识】

一、基本原理

因子分析(factor analysis)法是从研究指标相关矩阵内部的依赖关系出发,把一些信息重叠、具有错综复杂关系的变量归结为少数几个不相关的综合因子的一种多元统计分析方法。

基本思想是根据相关性大小把变量分组,使得同组内的变量之间相关性较高,不同组的变量不相关或相关性较低,每组变量代表一个基本结构,用一个综合指标描述,该指标称为公共因子,也称为潜在变量,它是不能直接测度的。

设有 p 个可能存在相关关系的原始观测变量 X_1、X_2、…、X_P,它们含有 q 个独立的公共因子 F_1、F_2、…、F_q($q<p$),原始观测变量除受公共因子影响外,还受特殊因子 e_1、e_2、…、e_P 的影响,特殊因子间互不相关,且与公共因子也互不相关,其均值为 0。

二、几个重要概念

因子载荷(factor loadings)a_{ij}:指第 i 个原始观测变量 X_i 与第 j 个公共因子 F_j 的相关系数,主要反映第 j 个公共因子对于第 i 个原始观测变量的相对重要性。因子载荷可以用于问卷的结构效度分析,一般来讲,旋转后的因子载荷可以反映问卷的问题与问卷变量的相关程度。

公共因子方差(变量 X_i 的共同度,communality):指 $\boldsymbol{A}=(a_{ij})_{p\times q}$ 中第 i 行元素的平方和,即 $\sum_{j=1}^{q} a_{ij}^2$,它表示全部公共因子对变量 X_i 变异的解释程度。共同度越大,表明 X_i 对于公共因子的共同依赖程度越大。变量共同度是衡量因子分析效果的常用指标,一般来讲,变量共同度都大于 0.8,就说明提取的公共因子已经基本反映了原始观测变量。共同度也可以用于问卷的结构效度分析,共同度越高,说明结构效度越好。

公共因子 F_j 的方差贡献(特征值,eigenvalue):指 $\boldsymbol{A}=(a_{ij})_{p\times q}$ 的第 j 列各元素的平方和,即 $\sum_{i=1}^{p} a_{ij}^2$,表示公共因子 F_j 对于所有原始观测变量总变异的解释能力。它是衡量公共因子相对重要性的指标,方差贡献越大,表明该公共因子对原始观测变量越重要。

方差贡献率(% of variance):指各公共因子的方差贡献占总方差的百分比。

累计方差贡献率(cumulative %):指自第一个公共因子到当前公共因子的方差贡献率累计之和。累计方差贡献率也是问卷结构效度分析的一个重要指标,它可以反映问卷变量对问卷的累计有效程度。

主成分分析(Principal Components Analysis):是一种在损失很少信息的前提下,将多个存在相关关系的指标转化为几个称为主成分的综合指标的方法,每个主成分都是原始观测变量的线性组合,其模型为 $\boldsymbol{Y}=\boldsymbol{AX}$,且互不相关。主成分分析可以独立作为一种综合评价、分类及探索性的分析方法,在因子分析中,主成分分析是提取公共因子的默认方法。

因子旋转(Factor Rotation):指使因子载荷矩阵中因子载荷的平方值向 0 和 1 两个方向分化的方法,使大的载荷更大,小的载荷更小。旋转的目的是使公共因子的命名和解释更明确、更容易。若因子对应轴相互正交,则称为正交旋转(Orthogonal Rotation);若因子对应轴相互间不正交,则称为斜交旋转(Oblique Rotation),因子分析中常用最大方差正交旋转法(Varimax)。

因子分析的模型为

$$\begin{cases} x_1 = a_{11}F_1 + \cdots + a_{1q}F_q + e_1 \\ \vdots \\ x_p = a_{p1}F_1 + \cdots + a_{pq}F_q + e_p \end{cases}$$

即

$$\boldsymbol{X}=\boldsymbol{AF}+\boldsymbol{E}$$

式中,$\boldsymbol{X}=(x_1x_2\cdots x_p)^{\mathrm{T}}$ 为标准化后原始观测矩阵向量,$\boldsymbol{F}=(F_1F_2\cdots F_q)^{\mathrm{T}}$ 为公共因子矩阵向量,$\boldsymbol{A}=(a_{ij})_{p\times q}$ 为因子载荷矩阵,$\boldsymbol{E}=(e_1e_2\cdots e_p)^{\mathrm{T}}$ 为特殊因子矩阵向量。

三、因子分析法的主要步骤

因子分析的基本步骤如下:

(1) 对数据样本进行标准化处理得到 $\boldsymbol{X}$。

(2) 计算原始观测变量间的相关系数矩阵 $\boldsymbol{R}$,可以帮助判断它们之间的相关性,若相关性太差,则不适合因子分析;同时 $\boldsymbol{R}$ 也是估计因子结构的基础。

(3) 求约相关矩阵 $\boldsymbol{R}^*$(由 $\boldsymbol{R}$ 将主对角线元素替换为相应共同度得到)的特征根和特征向量。

(4) 根据公共因子的方差贡献,即特征值大小(一般要求大于 1)、方差累积贡献率多少(一般要求大于 80%),以及碎石图的形态,确定公共因子的个数。

(5) 计算公共因子的载荷矩阵 $\boldsymbol{A}=(a_{ij})_{p\times q}$。

(6) 确定因子模型 $\boldsymbol{X}=\boldsymbol{AF}+\boldsymbol{E}$。

(7) 对公共因子进行命名解释,并根据计算结果进行综合分析。

因子分析具有较大的主观性,在应用时一定要注意与专业知识及实际问题相结合。因子分析的主要用途有简化数据,探求数据的潜在结构;基于公共因子得分的评价;评价问卷的结构效度等。

[实例 12.1] 现有北京 18 个区县职业教育发展水平的 9 个指标 $X_1 \sim X_9$,如表 12-1 所示,X_1 代表在校生数、X_2 代表招生数、X_3 代表毕业生数、X_4 代表责任教师数、X_5 代表本科教师比例、X_6 代表高级教师比例、X_7 代表学校平均在校生数、X_8 代表经费比例、X_9 代表生均教育经费。试根据该数据资料分析北京区县职业教育发展水平主要受哪些潜在因素的影响。

表 12-1　北京 18 个区县职业教育发展水平数据指标

区县	X_1	X_2	X_3	X_4	X_5	X_6	X_7	X_8	X_9
朝阳	221	77	45	17	0.499	0.254	553	2.28	6625
崇文	202	72	57	16	0.566	0.193	633	1.68	5357
大兴	205	76	67	16	0.597	0.129	616	1.07	4990
昌平	232	80	66	19	0.531	0.106	491	0.72	5089
宣武	176	57	31	17	0.630	0.234	584	1.55	6432
石景山	192	61	52	19	0.524	0.085	535	1.58	5695
东城	156	53	45	15	0.507	0.245	701	1.09	5356
海淀	169	64	42	13	0.573	0.183	573	0.48	5840
丰台	166	66	48	15	0.444	0.142	465	1.12	5532
西城	119	42	31	13	0.502	0.331	552	0.63	6449
房山	115	38	25	10	0.571	0.127	618	0.61	7020
门头沟	127	53	33	30	0.143	0.026	376	0.75	3904
怀柔	121	52	27	12	0.223	0.076	637	0.23	4149
通县	98	40	25	7	0.533	0.107	474	0.31	5559
密云	84	41	22	6	0.558	0.091	518	0.43	4376
延庆	78	31	23	5	0.366	0.070	424	0.39	4677
平谷	81	39	21	7	0.192	0.030	533	0.07	2548
顺义	67	35	17	5	0.341	0.079	403	0.06	3056

[实验目的]　理解因子分析的原理、作用和适用对象,掌握其 SPSS 的操作实现。

[操作步骤]

变量基本要求:需要多个实际观测变量,变量类型为数值型。

菜单操作:执行“分析(Analyze)”→“降维(Dimension Reduction)”→“因子分析(Factor)”菜单命令,出现因子分析界面。

界面参数设置:将变量 x1~x9 添加到“变量”(Variable(s))列表框,如图 12-1 所示。

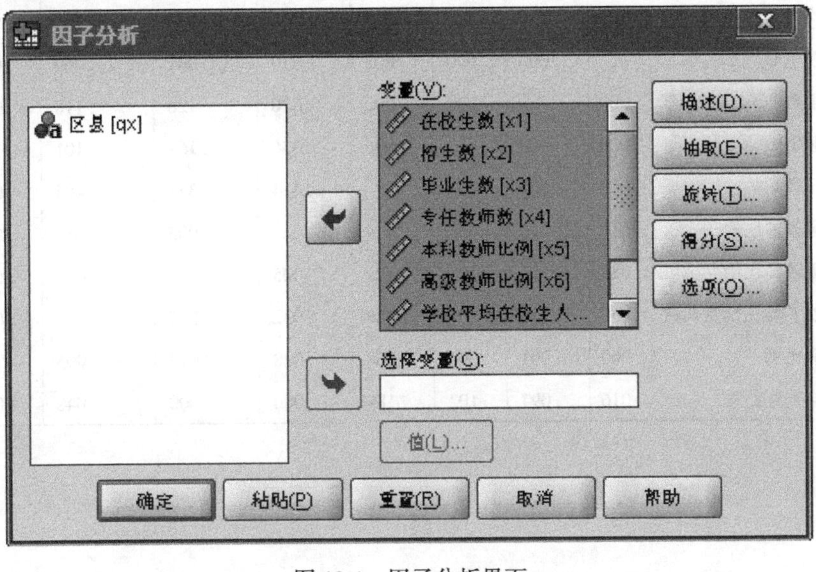

图 12-1　因子分析界面

单击“描述(Descriptives)”按钮,主要作因子相关性检验设置:在“相关矩阵(Correlation Matrix)”区域选中“系数(Coefficients)”“显著性水平(Significance Levels)”“KMO 和 Bartlett 球形度检验(KMO and Barlett’s Test of Sphericity)”选项。

单击“抽取(Extraction)”按钮,主要用于因子提取和因子载荷矩阵的求解:“方法(Method)”的默认选项为“主成分分析法(Principal Components)”,“抽取(Extract)”默认是“基于特征值大于 1”,有时根据需要也可以选择“因子的固定数量”选项;在“输出(Display)”区域选择“碎石图(Scree Plot)”。

单击“旋转(Rotation)”按钮,主要用于因子命名、旋转(在因子载荷矩阵中,若出现多行或多列情况,需进行旋转):在“方法(Method)”区域选择“最大方差法(Varimax)”选项。

单击“得分(Scores)”按钮,主要用于计算因子得分:选择“保存为变量(Save as Variables)”选项,选择“显示因子得分系数矩阵(Display Factor Score Coefficient Matrix)”选项。其他设置均采用默认值,单击“确定”按钮。

[主要结果与分析]

表 12-2 原始观测变量相关系数矩阵

相关矩阵

		在校生数	招生数	毕业生数	专任教师数	本科教师比例	高级教师比例	学校平均在校生数	经费比例	生均教育经费
相关	在校生数	1.000	.959	.911	.655	.492	.406	.380	.785	.505
	招生数	.959	1.000	.908	.639	.362	.284	.294	.690	.320
	毕业生数	.911	.908	1.000	.582	.434	.248	.316	.601	.313
	专任教师数	.655	.639	.582	1.000	-.055	.118	.010	.557	.221
	本科教师比例	.492	.362	.434	-.055	1.000	.585	.444	.457	.741
	高级教师比例	.406	.284	.248	.118	.585	1.000	.511	.523	.713
	学校平均在校生人数	.380	.294	.316	.010	.444	.511	1.000	.323	.405
	经费比例	.785	.690	.601	.557	.457	.523	.323	1.000	.589
	生均教育经费	.505	.320	.313	.221	.741	.713	.405	.589	1.000
Sig.(单侧)	在校生数		.000	.000	.002	.019	.047	.060	.000	.016
	招生数	.000		.000	.002	.070	.126	.118	.001	.097
	毕业生数	.000	.000		.006	.036	.161	.101	.004	.103
	专任教师数	.002	.002	.006		.414	.321	.484	.008	.189
	本科教师比例	.019	.070	.036	.414		.005	.032	.028	.000
	高级教师比例	.047	.126	.161	.321	.005		.015	.013	.000
	学校平均在校生人数	.060	.118	.101	.484	.032	.015		.095	.048
	经费比例	.000	.001	.004	.008	.028	.013	.095		.005
	生均教育经费	.016	.097	.103	.189	.000	.000	.048	.005	

表 12-3 Bartlett 球度检验和 KMO 检验

KMO 和 Bartlett 的检验

取样足够度的 Kaiser-Meyer-Olkin 度量		.763
Bartlett 的球形度检验	近似卡方	131.051
	df	36
	Sig.	.000

由表 12-2 结果可见,大部分相关系数都较高,线性关系较强,可以提取公共因子,适合作因子分析。由表 12-3 可见,Bartlett 球形检验的值 P 为 0.000,说明与单位矩阵差异有统计学意义,KMO 为 0.763,说明适合作因子分析。

表 12-4 变量共同度结果

公因子方差

	初始	提取
在校生数	1.000	.968
招生数	1.000	.910
毕业生数	1.000	.832
专任教师数	1.000	.714
本科教师比例	1.000	.743
高级教师比例	1.000	.729
学校平均在校生人数	1.000	.465
经费比例	1.000	.723
生均教育经费	1.000	.762

提取方法:主成分分析法

由表 12-4 可见,利用主成分分析法提取公共因子后因子方差的均值都较高,说明提取的公共因子能很好地解释原始观测变量。

表 12-5 各阶段公共因子的累计方差贡献率

解释的总方差

成分	初始特征值			提取平方和载入			旋转平方和载入		
	合计	方差的/%	累积/%	合计	方差的/%	累积/%	合计	方差的/%	累积/%
1	4.975	55.275	55.275	4.975	55.275	55.275	3.754	41.708	41.708
2	1.871	20.793	76.069	1.871	20.793	76.069	3.092	34.361	76.069
3	.756	8.397	84.466						
4	.609	6.770	91.236						
5	.297	3.299	94.535						
6	.279	3.102	97.637						
7	.124	1.376	99.013						
8	.074	0.826	99.838						
9	.015	0.162	100.000						

提取方法:主成分分析法

表 12-5 中,每组的各列含义为特征值、方差贡献率、累积方差贡献率。第二组表示提取两个因子,可以共同解释 76.069%,丢失的信息较少。第三组表示进行因子旋转后,总的方差贡献率没有改变,也就是说没有影响原有的共同度,但重新分配了各个因子解释原有变量的方差,优化了各个因子的方差贡献率。

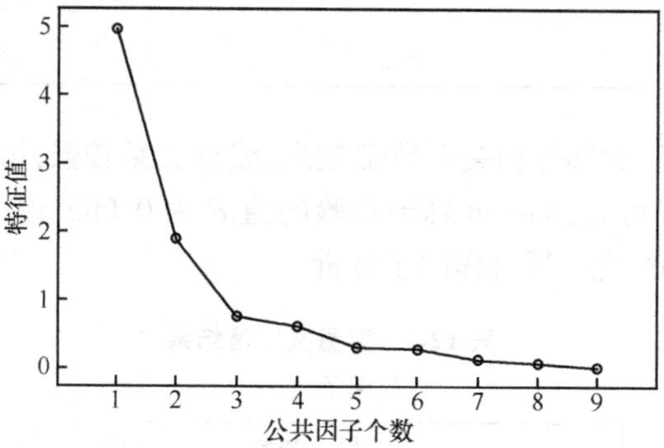

图 12-2　显示特征值与公共因子个数关系的碎石图

图 12-2 中,纵坐标为特征值,横坐标为公共因子个数,特征值越小,对原有变量的贡献越小,可以忽略。由图 12-2 可见,特征值大于 1 的因子有两个,所以提取两个因子是合适的。

表 12-6　原始因子载荷

成分矩阵[a]

	成分	
	1	2
在校生数	.946	-.270
招生数	.860	-.413
毕业生数	.834	-.369
专任教师数	.585	-.610
本科教师比例	.657	.558
高级教师比例	.628	.579
学校平均在校生人数	.516	.446
经费比例	.848	-.058
生均教育经费	.701	.520

提取方法:主成分分析法

a. 已提取了 2 个成分

由表 12-6 可见,第一个因子与所有变量的相关性程度高,第二个因子与大部分变量相关性也较高,两个因子含义模糊,不利于命名,所以要进行因子旋转。

表 12-7 旋转后因子载荷

旋转成分矩阵[a]

	成分	
	1	2
在校生数	.906	.383
招生数	.929	.217
毕业生数	.881	.236
专任教师数	.838	-.108
本科教师比例	.161	.847
高级教师比例	.126	.845
学校平均在校生人数	.123	.671
经费比例	.697	.487
生均教育经费	.220	.845

提取方法:主成分分析法

旋转法:具有 Kaiser 标准化的正交旋转法

a. 旋转在 3 次迭代后收敛

表 12-8 公共因子与原始变量系数矩阵

成分得分系数矩阵

	成分	
	1	2
在校生数	.239	.007
招生数	.273	-.064
毕业生数	.254	-.048
专任教师数	.296	-.180
本科教师比例	-.084	.315
高级教师比例	-.096	.320
学校平均在校生人数	-.069	.251
经费比例	.152	.083
生均教育经费	-.065	.305

提取方法:主成分分析法

旋转法:具有 Kaiser 标准化的正交旋转法

构成得分

由表 12-7 可见,经因子旋转后,第一个因子与“在校生数”“招生数”“毕业生数”“专任教师数”及“经费比例”等变量相关性程度较高,第二个因子与“本科教师比例”“高级教师比例”“学校平均在校生数”“生均教育经费”等变量相关性较高。

因此,可以将第一个公共因子命名为“办学的规模数量因素”,将第二个公共因子命名为“办学的质量保证因素”,即北京区县职业教育发展水平主要受这两个潜在因素的影响。

由表 12-7 还给出了各原始变量与公共因子的结构分析模型

$$x_1 = 0.906F_1 + 0.383F_2,\ x_2 = 0.929F_1 + 0.217F_2,\ \cdots$$

由表 12-8 可以得到公共因子的得分函数

$$F_1 = 0.239x_1 + 0.273x_2 + 0.254x_3 + 0.296x_4 - 0.084x_5 - 0.096x_6 - 0.069x_7 + 0.152x_8 - 0.065x_9$$

$$F_2 = 0.007x_1 - 0.064x_2 - 0.048x_3 - 0.18x_4 + 0.315x_5 + 0.32x_6 + 0.251x_7 + 0.083x_8 + 0.305x_9$$

表 12-9　公共因子间关系矩阵

成分得分协方差矩阵

成分	1	2
1	1.000	.000
2	.000	1.000

提取方法：主成分分析法

旋转法：具有 Kaiser 标准化的正交旋转法

构成得分

由表 12-9 可见，两个公共因子的相关程度很低，说明因子间独立性很好。

表 12-10　各区县的两个公共因子的得分结果

qx	X_1	X_2	X_3	X_4	X_5	X_6	X_7	X_8	X_9	FAC1_1	FAC2_1
朝阳	221.00	77.00	45.00	17.00	0.499	0.254	553.00	2.28	6625.00	1.13690	0.92130
崇文	202.00	72.00	57.00	16.00	0.566	0.193	633.00	1.68	5357.00	1.00057	0.66968
大兴	205.00	76.00	67.00	16.00	0.597	0.129	616.00	1.07	4990.00	1.8355	0.22281
昌平	232.00	80.00	66.00	19.00	0.531	0.106	491.00	0.72	5089.00	1.56995	-0.48064
宣武	176.00	57.00	31.00	17.00	0.630	0.234	584.00	1.55	6432.00	0.11331	1.18693
石景山	192.00	61.00	52.00	19.00	0.524	0.085	535.00	1.58	5695.00	1.00549	-0.06726
东城	156.00	53.00	45.00	15.00	0.507	0.245	701.00	1.09	5356.00	-0.00225	0.99242
海淀	169.00	64.00	42.00	13.00	0.573	0.183	537.00	0.48	5840.00	0.06142	0.59700
非台	166.00	66.00	48.00	15.00	0.444	0.142	465.00	1.12	5532.00	0.65331	-0.22125
西城	119.00	42.00	31.00	13.00	0.502	0.331	552.00	0.63	6449.00	-0.83194	1.23914
房山	115.00	38.00	25.00	10.00	0.571	0.127	618.00	0.61	7020.00	-105167	1.05939
门头沟	127.00	53.00	33.00	30.00	0.143	0.026	376.00	0.75	3904.00	1.08445	-2.36064
怀柔	121.00	52.00	27.00	12.00	0.223	0.076	637.00	0.23	4149.00	-0.35117	-0.72456
通县	98.00	40.00	25.00	7.00	0.533	0.107	474.00	0.31	5559.00	-1.07312	0.15669
密云	84.00	41.00	22.00	6.00	0.558	0.091	518.00	0.43	4376.00	-1.15210	0.02409
延庆	78.00	31.00	23.00	5.00	0.366	0.070	424.00	0.39	4677.00	-1.20179	-0.60119
平谷	81.00	39.00	21.00	7.00	0.192	0.030	533.00	0.07	2548.00	-0.89181	-1.48054
顺义	67.00	35.00	17.00	5.00	0.341	0.079	403.00	0.06	3056.00	-1.25312	-1.13337

表 12-10 中，FAC1_1 和 FAC2_1 是各区县的两个公共因子的得分结果，可以根据结果进行比较分析。

【思考题】

1. 因子分析的主要功能有哪些？
2. 在因子分析中，变量的共同度及公共因子的方差贡献如何计算？其实际意义是什么？

【实验案例】

[**案例 12.1**] 为了研究省市的科技创新能力问题,现有 2005 年 8 个省市 15 个指标数据,如表 12-11 所示,试根据该数据资料分析一个省市的科技创新能力主要受哪些潜在因素的影响。

表 12-11 8 个省市科技创新能力指标数据

指标	北京	天津	辽宁	上海	江苏	浙江	山东	广东
X_1	229	87	44	104	50	53	30	35
X_2	80.26	67.48	65.69	74.06	60.79	63.48	64.59	69.64
X_3	48.5	36.82	35.94	35.98	34.07	31.08	33.22	37.27
X_4	24.49	14.08	8.34	17.84	6.8	5.42	4.44	5.81
X_5	3.55	2.62	2.32	4.78	2.13	3.95	1.81	3.66
X_6	5.55	1.96	1.56	2.28	1.47	1.22	1.05	1.09
X_7	10.23	4.49	2.45	4.8	3.17	1.83	1.59	2.18
X_8	44774.45	35451.77	18974.2	51485.83	24489.18	27435.38	20022.57	24327.32
X_9	25.02	33.59	11.29	39.72	43.13	7.94	9.17	35.67
X_{10}	24.1	21.38	5.57	19.08	17.99	7.63	5.69	24.99
X_{11}	779.24	410.34	263.35	654.31	206.68	257.65	117.73	117.51
X_{12}	226.01	73.15	22.32	112.32	16.6	22.66	9.76	20.4
X_{13}	34.42	25.06	15.21	15.85	9.14	5.82	8.41	5.08
X_{14}	3183.29	495.78	204.98	1303.32	134.89	79.01	106.36	122.33
X_{15}	2.12	1.82	1.78	2	1.41	1.72	1.34	1.47

第 13 章　信度分析与效度分析

13.1　信 度 分 析

【统计学知识】

信度分析(reliability analysis)又称为可靠性分析,是一种度量综合评价体系是否具有一定的稳定性和可靠性的有效分析方法,主要评价量表或问卷的精确性、稳定性和一致性,即测量过程中随机误差造成的测定值变异程度的大小。常见的信度分析有如下几种:

(1) 重测信度(test-retest Reliability):在一定的时间间隔下,对同一组被访者进行两次相同的问卷调查,分析两次结果之间的简单相关系数 r,一般要求达到 0.7 以上。

(2) 分半信度(split-half Reliability):在实践中重复测量两次往往受到一定的条件限制,为此,可以将评估项目拆分为两半,计算两部分得分的简单相关系数 r,分半信度的 Spearman-Brown 计算公式为 $R=2r/(1+r)$。

(3) 克朗巴赫 α 系数(Cronbach's alpha coefficient):评价多个调查项目和谐水平,其计算公式为

$$\alpha = \frac{k}{k-1}\left(1 - \frac{\sum S_i^2}{S_T^2}\right)$$

式中,k 为调查项目数,S_i^2 为第 i 个调查项目得分的方差,S_T^2 为量表总得分的方差。一般认为克朗巴赫 α 系数应达到 0.7 以上。

【实例分析】

[实例 13.1]　为了验证在国外有较好信度和效度的 Spielberger 特质焦虑量表(部分条目)在国内大学生人群中的信度,随机选取 25 名大学生进行测验,量表由 20 个条目组成,每个条目得分如表 13-1 所示,其中 Sum1 和 Sum2 分别是将需要反向赋分条目进行反向赋分后的两次量表调查总得分。

表 13-1　Spielberger 特质焦虑量表(部分)测量结果

No	X_1	X_2	X_3	X_4	X_5	X_6	X_7	X_8	X_9	X_{10}	X_{11}	X_{12}	X_{13}	X_{14}	X_{15}	X_{16}	X_{17}	X_{18}	X_{19}	X_{20}	Sum1	Sum2
1	2	3	3	2	2	3	3	2	3	3	3	3	3	3	3	3	3	1	3	2	53	54
2	2	2	3	2	2	3	3	1	2	2	2	2	2	2	2	3	2	3	3	2	45	47
3	2	2	3	2	3	3	3	3	1	2	2	3	3	3	3	3	3	3	3	1	51	54
4	2	2	2	2	2	1	3	2	2	2	2	2	2	1	2	1	2	2	2	2	38	40
5	1	2	2	2	2	1	2	2	2	2	2	2	2	3	3	2	2	4	2	2	42	45
6	2	2	3	3	1	3	2	1	1	2	2	2	2	3	1	2	2	3	3	2	42	46
7	1	3	1	1	2	1	2	2	1	1	2	2	2	2	3	2	3	4	3	4	42	45
8	2	3	3	2	3	3	3	2	2	2	3	3	3	3	2	3	3	4	2	2	53	56

续表

No	X_1	X_2	X_3	X_4	X_5	X_6	X_7	X_8	X_9	X_{10}	X_{11}	X_{12}	X_{13}	X_{14}	X_{15}	X_{16}	X_{17}	X_{18}	X_{19}	X_{20}	Sum1	Sum2
9	2	2	3	3	2	2	3	2	2	2	2	2	2	3	2	2	2	2	2	2	44	48
10	2	2	3	2	2	2	3	2	3	3	2	2	3	3	2	2	2	2	3	2	47	50
11	1	2	3	3	2	2	2	2	2	1	2	2	1	2	2	3	2	2	3	3	42	45
12	2	2	3	4	2	2	3	2	2	1	2	3	3	3	2	2	2	4	3	2	49	52
13	2	2	3	2	1	2	2	1	1	2	2	1	3	3	1	2	2	2	3	2	39	42
14	3	2	3	2	2	3	3	1	1	3	1	4	1	3	2	3	1	2	3	2	45	48
15	2	3	2	2	3	2	2	3	3	2	3	3	3	2	3	2	3	3	2	3	51	55
16	3	3	3	4	3	2	3	1	3	1	2	3	3	2	1	2	2	1	2	4	48	51
17	2	2	3	2	1	1	2	2	2	1	2	2	2	3	2	3	2	3	2	2	41	44
18	1	2	2	3	2	1	2	2	2	1	2	2	2	2	2	2	2	2	2	2	38	41
19	2	2	2	3	2	2	2	2	2	1	2	2	1	2	2	2	2	2	1	2	38	40
20	2	3	4	2	2	3	3	2	2	2	2	2	3	2	2	2	2	3	3	3	49	57
21	2	3	2	4	1	3	3	1	1	2	2	2	2	3	2	4	2	4	3	1	47	50
22	3	2	4	2	3	3	3	3	3	3	3	2	4	4	3	4	3	1	4	1	58	60
23	3	3	3	2	2	3	3	1	2	3	2	3	3	3	2	3	3	2	3	3	52	52
24	3	3	2	2	3	3	3	2	3	3	3	3	3	3	3	3	3	3	2	3	56	59
25	3	3	3	1	3	3	2	4	2	2	2	1	3	3	2	3	3	2	2	3	50	53

[实验目的]　理解信度分析的作用及常用的信度指标,掌握各种信度检验方法的 SPSS 操作实现和结果解读。

[操作步骤]

变量基本要求:分析变量及条目变量均为数值型变量。

本实例定义 20 个条目变量 *X*1 ~ *X*20,类型为数值型;2 个分析变量 Sum1 和 Sum2,类型为数值型;1 个序号变量,类型为数值型。

菜单操作:对常用的 3 种信度检验方法分别进行阐述:

(1) 重测信度分析:执行"分析(Analyze)"→"相关(Correlate)"→"双变量(Bivariate)"菜单命令,打开双变量相关分析主界面。

界面参数设置:将分析变量 Sum1 与 Sum2 添加到"变量(Variables)"列表框,其他采用默认值,如图 13-1 所示,单击"确定"按钮。

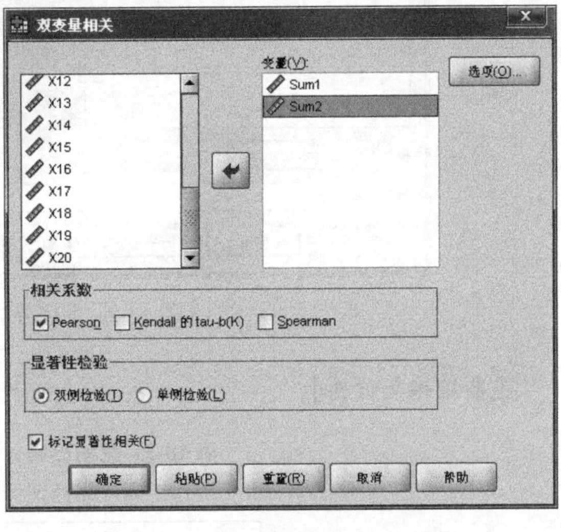

图 13-1　双变量相关分析主界面

[主要结果与分析]

表 13-2　双变量相关性分析表

相关性

		Sum1	Sum2
Sum1	Pearson 相关性	1	.972**
	显著性(双侧)		.000
	N	25	25
Sum2	Pearson 相关性	.972**	1
	显著性(双侧)	.000	
	N	25	25

**. 在 0.01 水平(双侧)上显著相关

由表 13-2 可见,两次测量量表总得分的 Pearson 相关系数为 0.972>0.7,且相关系数检验 $P<0.001$,差异有统计学意义,表明两次测量具有较好的重测信度。

(2) 克朗巴赫 α 系数和分半信度分析:执行“分析(Analyze)”→“度量 (Scale)”→“可靠性分析(Reliability Analysis)”主菜单命令,打开信度分析主界面。

界面参数设置:将 20 个条目 X1~X20 添加到“项目(Items)”列表框,单击“统计量(Statistics)”按钮,可以设定需要分析的一些指标。单击“模型(Model)”下拉框,给出 5 种常用的信度系数:“克朗巴赫 α 系数”“分半信度系数(Split-half)”及“Guttman 分半信度(Guttman Split-half)”等,前者为系统默认,最为常用。单击“确定”按钮,如图 13-2 所示。

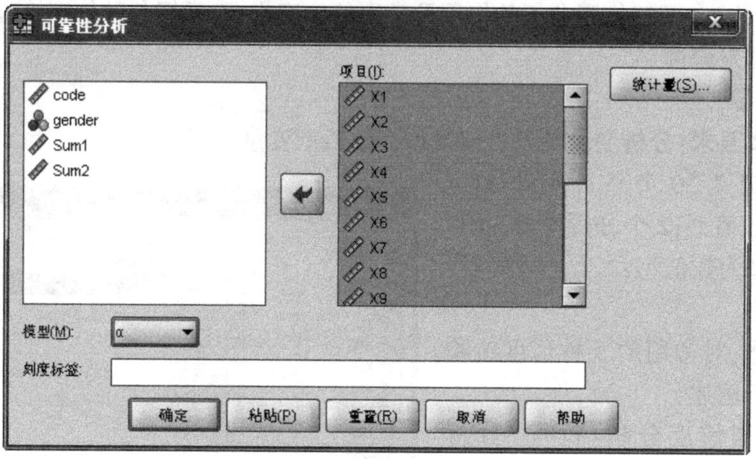

图 13-2　信度分析主界面

[主要结果与分析]

表 13-3　克朗巴赫 α 系数统计量

可靠性统计量

Cronbach's Alpha	项数
.750	20

表 13-3 显示克朗巴赫 α 系数为 0.750>0.7，说明量表有较好的信度。

表 13-4　分半信度统计量

可靠性统计量

Cronbach's Alpha	部分 1	值	.675
		项数	10
	部分 2	值	.571
		项数	10
		总项数	20
		表格之间的相关性	.514
Spearman-Brown 系数		等长	.679
		不等长	.679
		Guttman 系数	.677

表 13-4 显示本量表在国内大学生中 Spearman-Brown 分半信度为 0.679，Guttman 分半信度为 0.677，两者均接近但是略小于 0.7，分半信度欠佳。

13.2　效度分析

【统计学知识】

效度分析主要用于评价量表或问卷的准确度、有效性和正确性，即测定值与目标真实值的偏差大小，效度意在反映测量工具或手段能否准确有效地测出所需测量的事物的程度，即实际测定结果与预想结果的符合程度。效度分析有多种方法，不同测量结果反映效度的不同方面。常用的效度指标分析有以下几种：

（1）内容效度（content validity）：指量表或问卷的各条目是否测定其希望测量的内容，即测定对象对问题的理解和回答是否与条目设计者希望询问的内容一致。内容效度一般通过专家评议打分进行主观评定。

（2）标准关联效度（criterion-related validity）：又称为标准效度，是以一个公认有效的量表作为标准，检验问卷与标准量表测定结果的相关性，以两者测定得分的相关系数评判标准效度，若问卷与标准量表相关系数较大，则认为问卷具有较好的标准效度。具体分析步骤类似本章重测信度分析。

（3）结构效度（contract validity）：又称为构想效度，说明量表或问卷的结构是否与制表的理论设想相符，测量结果的各内在成分是否与设计者计划测量的领域一致，结构效度主要用探索性因子分析（exploratory factor analysis，EFA）或证实性因子分析（confirmatory factor analysis，CFA）评价。

用因子分析进行结构效度检验基于因子分析将量表或问卷的每个条目作为一项指标，分析所有指标的内在公因子。如果因子分析提取的公因子与量表或问卷设计时确定的各领域有密切的逻辑关系，则说明量表或问卷有较好的结构效度。

【实例分析】

［实例 13.2］　试利用［实例 13.1］的数据分析 Spielberger 特质焦虑量表的结构效度。

[**实验目的**] 理解效度分析的作用、常用类型,掌握利用因子分析进行效度分析的 SPSS 操作实现和结果解读。

[**操作步骤**]

变量基本要求:分析变量及条目变量均为数值型变量。

本实例定义 20 个条目变量 *X*1~*X*20,类型为数值型;2 个分析变量 Sum1 和 Sum2,类型为数值型;1 个序号变量,类型为数值型。

菜单操作:执行"分析(Analyze)"→"降维(Dimension Reduction)"→"因子分析(Factor)"主菜单命令,进入探索性因子分析主界面。

界面参数设置:将变量 *X*1~*X*20 添加到"变量(Variables)"列表框,如图 13-3 所示。

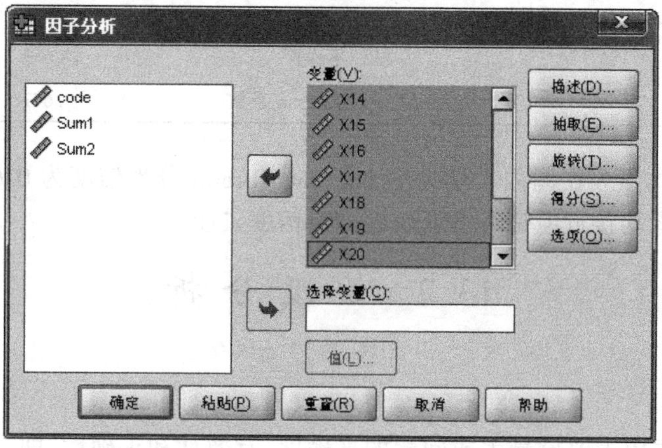

图 13-3 探索性因子分析主界面

单击"描述(Discriptives)"按钮,在"相关矩阵(Correlation Matrix)"区域选择"显著性水平(Significance Levels)"和"KMO 和 Bartlett 球形度检验(KMO and Bartlett's Test of Sphericity)"选项,单击"继续(Continue)"按钮。

单击"抽取(Extraction)"按钮,"方法(Method)"的默认选项为"主成分分析法(Principal Components)",默认基于特征值大于 1 提取公因子,单击"继续(Continue)"按钮。

单击"旋转(Rotation)"按钮,在弹出的界面中选择"最大方差法(Varimax)"选项;单击"得分(Scores)"按钮,在弹出的界面中选择"保存为变量(Save as Variables)"和"显示因子得分系数矩阵(Display Factor Score Coefficients Matrix)"选项。其他设置均按默认,单击"确定"按钮。

[**主要结果与分析**]

表 13-5 KMO 和 Bartlett 球形检验

KMO and Bartlett's Test

Kaiser-Meyer-Olkin Measure of Sampling Adequacy.		.350
Bartlett's Test of Sphericity	Approx. Chi-Square	318.398
	df	190
	Sig.	.000

表 13-5 为 KMO 和 Bartlett 球形检验结果，Bartlett 球形检验在于检验相关矩阵是否为单位矩阵，即检验各个变量是否各自独立，而 KMO 值越接近 1，意味着变量间的相关性越强，越适合作因子分析。本例结果 $P=0.000<0.05$，相关性具有统计学意义，说明数据为非独立单位矩阵，适合进行因子分析，但 KMO=0.350，较 1 小很多，说明不适合进行因子分析。当然本例可能与选取样本量较小及条目不全有关。

表 13-6　旋转后的因子载荷表

旋转成分矩阵[a]

条目变量	成分					
	1	2	3	4	5	6
X1	.087	.404	.580	.374	.304	.039
X2	.345	.105	-.153	.178	.843	.025
X3	.017	.567	.627	-.043	-.108	-.166
X4	-.144	-.091	-.023	.166	-.157	-.904
X5	.676	-.097	.212	.376	.178	.241
X6	.049	.751	.188	.316	.265	7.077E-5
X7	.062	.385	.244	.703	.004	-.159
X8	.692	-.066	.042	-.230	-.160	.430
X9	.706	-.194	.451	.234	.022	-.101
X10	.096	.570	.293	.412	-.013	.414
X11	.869	.159	-.078	.043	.118	-.061
X12	.047	.035	-.074	.890	.080	-.046
X13	.651	.443	.272	-.034	.232	-.029
X14	.183	.783	.028	-.013	-.216	.015
X15	.573	.035	-.400	.295	-.201	.536
X16	.167	.744	-.125	.153	-.013	.032
X17	.762	.233	-.170	-.052	.352	.299
X18	-.064	.051	-.843	-.027	.082	-.064
X19	-.152	.713	.042	-.005	-.064	.087
X20	.023	-.472	.106	-.038	.772	.104

提取方法：主成分分析法

旋转法：具有 Kaiser 标准化的正交旋转法

a. 旋转在 8 次迭代后收敛

由表 13-6 可见，旋转后的因子载荷有一部分较高（绝对值大于 0.7），但也有相当一部分较低（绝对值小于 0.4），说明问卷设计的问题变量与问卷相应结构的相关程度不够理想，也可能与选取样本量较小及条目不全有关。

表 13-7　变量的共同度

公因子方差

条目变量	初始	提取
X1	1.000	.741
X2	1.000	.896
X3	1.000	.755
X4	1.000	.900
X5	1.000	.743
X6	1.000	.771
X7	1.000	.731
X8	1.000	.748
X9	1.000	.805
X10	1.000	.762
X11	1.000	.806
X12	1.000	.810
X13	1.000	.749
X14	1.000	.694
X15	1.000	.904
X16	1.000	.621
X17	1.000	.881
X18	1.000	.730
X19	1.000	.546
X20	1.000	.843

提取方法：主成分分析法

由表 13-7 可见，变量共同度（公因子方差）都较大（基本都大于 0.7），说明问卷的问题变量对问卷的贡献度不错，显示问卷结构效度较好。

表 13-8　公共因子累积方差贡献率

成分	初始特征值			提取平方和载入			旋转平方和载入		
	合计	方差的/%	累积/%	合计	方差的/%	累积/%	合计	方差的/%	累积/%
1	5.512	27.559	27.559	5.512	27.559	27.559	3.777	18.886	18.886
2	3.545	17.723	45.283	3.545	17.723	45.283	3.770	18.852	37.738
3	2.164	10.818	56.100	2.164	10.818	56.100	2.198	10.992	48.730
4	1.701	8.503	64.604	1.701	8.503	64.604	2.125	10.627	59.357
5	1.361	6.806	71.410	1.361	6.806	71.410	1.859	9.295	68.652
6	1.153	5.767	77.177	1.153	5.767	77.177	1.705	8.525	77.177
7	.941	4.705	81.881						
8	.787	3.936	85.817						
9	.686	3.430	89.247						
10	.534	2.668	91.915						
11	.389	1.946	93.862						
12	.356	1.780	95.642						
13	.233	1.164	96.806						
14	.207	1.037	97.843						
15	.158	.789	98.632						
16	.112	.560	99.192						
17	.062	.311	99.503						
18	.059	.296	99.799						
19	.030	.148	99.947						
20	.011	.053	100.000						

提取方法：主成分分析法

由表 13-8 可见，旋转后 6 个公共因子的累积方差贡献率达到 77.177%，说明问卷的问题变量对问卷的总体累计有效程度较好。

需要指出的是，评价问卷结构效度除通过因子载荷、变量共同度、公共因子累积方差贡献率等几个重要指标进行分析外，还应结合专业知识对公共因子命名，如果每个公共因子包含的条目大致反映一个方面内容，而且几个公共因子反映的内容符合量表或问卷编制前的构想，则说明问卷的效度较好。

【思考题】

1. 什么是信度和效度？两者有什么区别和联系？
2. 效度有哪些类型？检验各种效度的统计指标及所用的统计方法是什么？
3. 信度分析主要有哪几种类型？检验各种信度所用的统计方法是什么？

【实验案例】

[案例 13.1]　研究者编制了含有 7 个问题的问卷，对高校学生健康状况进行调查，预调查阶段收集了 40 例学生资料，如表 13-9 所示。设计的 7 个条目为：*X*1 健康状况满意程度，*X*2 是否需要调理身体，*X*3 身体有不舒服的感觉，*X*4 感觉自己生病，*X*5 有紧张情绪或压力感，*X*6 晚间休息不好，*X*7 胃口不好，试进行信度分析。

表 13-9　高校学生健康问卷调查结果

No	*X*1	*X*2	*X*3	*X*4	*X*5	*X*6	*X*7
1	2	2	3	3	3	2	2
2	2	2	2	2	3	1	2
3	2	2	2	2	2	2	3
4	2	2	2	2	3	1	2
5	2	3	3	2	2	3	3
6	2	3	2	2	2	2	3
7	1	2	2	2	2	2	2
8	2	1	3	2	1	1	2
9	2	2	2	2	1	1	2
10	1	2	2	1	3	3	3
11	2	2	2	1	3	1	4
12	2	2	2	2	2	4	2
13	2	1	2	2	1	2	1
14	2	4	3	2	2	2	1
15	1	1	1	1	3	1	2
16	2	3	2	2	1	1	1
17	2	1	2	2	4	2	4
18	1	1	3	1	2	1	3
19	3	3	2	2	1	3	1
20	2	3	1	3	3	2	2

续表

No	X1	X2	X3	X4	X5	X6	X7
21	2	2	3	3	3	2	2
22	2	2	2	2	3	1	2
23	2	2	2	2	2	2	3
24	2	2	2	2	3	1	2
25	2	3	3	2	2	3	3
26	2	3	2	2	2	2	3
27	1	2	2	2	2	2	2
28	2	1	3	2	1	1	2
29	2	2	2	2	1	1	2
30	1	2	2	1	3	3	3
31	2	2	2	1	3	1	4
32	2	2	2	2	2	4	2
33	2	1	2	2	1	2	1
34	2	4	3	2	2	2	1
35	1	1	1	1	3	1	2
36	2	3	2	2	1	1	1
37	2	1	2	2	4	2	4
38	1	1	3	1	2	1	3
39	3	3	2	2	1	3	1
40	2	3	1	3	3	2	2

[案例 13.2] 以[案例 13.1]数据为例,试通过探索性因子分析对设计量表的结构效度进行检验。

第14章　聚类分析与判别分析

14.1　聚 类 分 析

【统计学知识】

根据同类事物应具有相近特性,不同事物在特性上差异较大的假定,将所研究的事物进行分类,这种研究方法称为聚类(Cluster)。

在SPSS中,有两种常用聚类分析方法:一种是快速样本聚类分析,指在给定了用于聚类分析的变量和类数后进行的聚类;另一种是系统聚类分析(或称为分层聚类分析),指不事先给定类数,而是按个案性质的接近程度将所有个案不断相聚,最终聚为一类,结论将在聚类过程中寻求。

一、快速样本聚类分析

快速样本聚类分析事先要确定最终的聚类数,使聚类发生到该指定类数后停止。快速聚类过程始终遵照所有样本空间的点与这几个类中心的距离取最小值原则,进行反复迭代计算,最终将各个案分配到各类中心所在的类,迭代计算停止。

另外,系统还提供了一种更简单的方法,即用户指定了初始类中心后,系统只负责分类,而不再更改这些初始类中心的位置,最终将各个案点归类到各初始类中心。快速聚类效率较高,比较适合样本量较大的聚类分析。快速样本聚类分析的基本思路如图14-1所示。

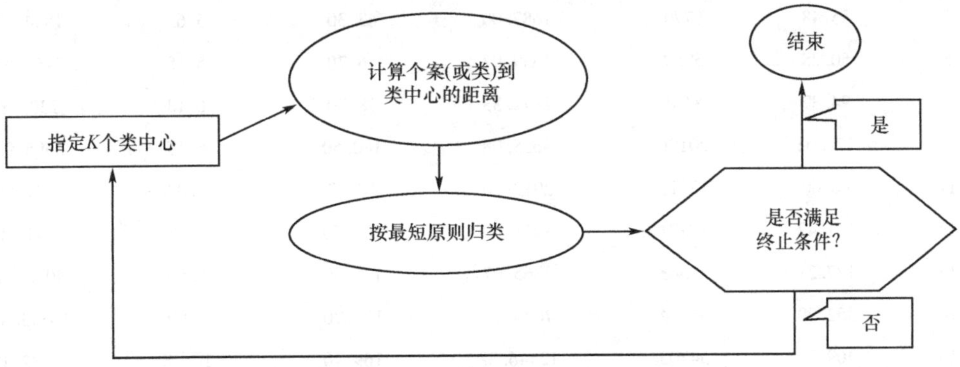

图14-1　快速样本聚类分析的基本思路

二、系 统 聚 类

系统聚类是按个案性质的接近程度进行分析的,而个案的性质是通过个案的测量变量来描述的,如果以n个数值型变量(n维空间)来描述某一类个案,则一个个案就是n维空间中的一个点。

接近程度的测度有两种方法:①个案间的相似程度,应用简单相关系数和等级相关系数测度;②个案间的差异程度,通过各种“距离”来测度,聚类分析中的“距离”又有点和点之间的距离与类和类之间的距离之分。

系统聚类就是通过对变量的测量,将比较接近的个案找出来归为一类,进一步将比较接近的类合并为新的类,逐层合并直到最后合并为一类。系统聚类产生的结果不在聚类的开始,也不在聚类的最终,而是在其过程中,研究者根据实际需要和聚类过程适当截取聚类的结论。

系统聚类有两种类型:①Q 型聚类,也称为样本聚类,这种聚类将在聚类过程中发现具有共同属性的样本;②R 型聚类,也称为变量聚类,这种聚类可以在某些变量中选择出具有代表性的变量。

系统聚类的显示结果不仅有聚类步骤表提供数据分析,而且有各种图形的直观表达,如树状图和冰柱图等。

【实例分析】

[**实例 14.1**] 已知某省 17 所医院人力利用和医院任务的数据资料如表 14-1 所示,现需要根据该数据资料将这 17 所医院划分为 3 个等级,试进行聚类分析。

表 14-1 17 所医院人力利用和医院任务数据表

医院编号	日均住院人数	月均 X 线摄片人数	月均占病床天数	服务范围人口数	患者人均住院天数	每月使用人力
1	15.67	2463	472.92	18.00	4.45	566.52
2	44.02	2048	1339.75	9.50	6.92	596.82
3	20.42	3940	620.25	12.80	4.28	1033.15
4	18.74	6505	560.30	36.70	3.90	1603.62
5	49.20	6723	1497.60	35.70	5.50	1611.37
6	44.92	11520	1365.63	24.00	4.60	1613.27
7	55.48	5779	1687.00	43.30	5.63	1854.17
8	50.28	5969	1639.92	46.70	5.15	2160.55
9	94.39	8461	2872.33	78.70	6.18	230.58
10	128.02	20106	3655.08	180.50	6.15	3505.93
11	96.00	13313	2912.00	60.90	5.88	3571.89
12	131.42	10771	3021.00	103.70	4.88	3741.40
13	127.21	15543	3865.67	126.80	5.50	4026.52
14	252.90	36194	7684.10	157.70	7.00	10343.81
15	409.20	34703	12446.33	169.40	10.78	11732.17
16	463.70	39204	14098.40	331.40	10.78	15414.94
17	510.21	86533	15524.00	371.60	6.35	18854.45

[**实验目的**] 理解快速样本聚类分析的应用条件和适用对象,掌握其 SPSS 操作实现。

[**操作步骤**]

变量基本要求:一个个案标识变量,变量类型无要求;多个聚类分析变量,变量类型为数值型。

本实例定义标识变量“医院编号”,6个聚类分析变量“日均住院人数”“月均X线摄片人数”“月均占病床天数”“服务范围人口数”“患者人均住院天数”及“每月使用人力”。

菜单操作:执行“分析(Analyze)”→“分类(Classify)”→“K均值聚类(K-means Cluster)”菜单命令,出现快速样本聚类分析界面。

界面参数设置:将标识变量“医院编号”添加到“个案标记依据(Label Cases by)”列表框,其他变量添加到“变量(Variable)”列表框;“聚类数(Number of Cases)”设为3,界面如图14-2所示。

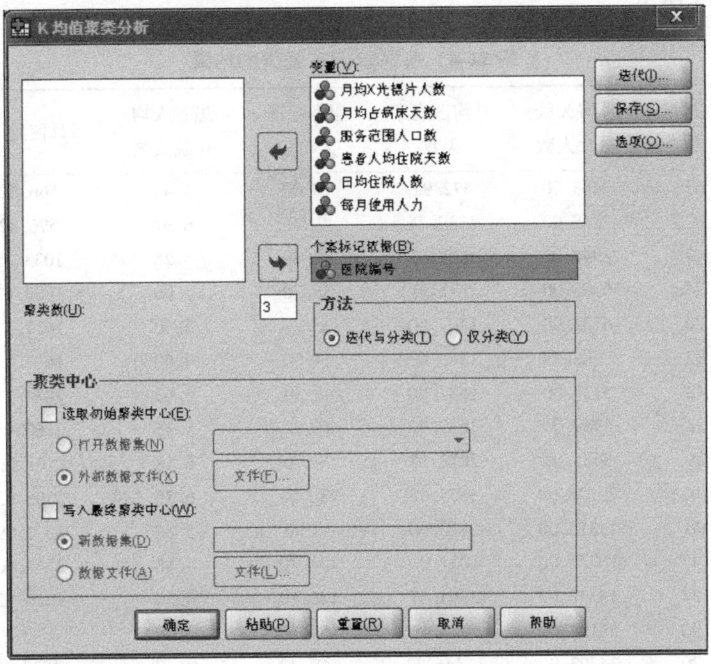

图14-2 快速样本聚类分析界面

单击“保存(Save)”按钮,在打开的界面中选择“聚类成员(Cluster Membership)”选项,其他设置均按默认,单击“确定”按钮。

[主要结果与分析]

表14-2 最终不同聚类中心变量的平均值

最终聚类中心

	聚类		
	1	2	3
日均住院人数	375.27	67.37	510.21
月均X线摄片人数	36700.33	8703.15	86533.00
月均占病床天数	11409.61	1962.27	15524.00
服务范围人口数	219.50	59.79	371.60
患者人均住院天数	9.52	5.31	6.35
每月使用人力	12496.97	2008.91	18854.45

表 14-3 各聚类的个案数

聚类	1	3.000
	2	13.000
	3	1.000
有效		17.000
缺失		.000

由表 14-2 和表 14-3 可见，第 1~3 类中各包含 3、13、1 个个案，各聚类中心变量的平均值结果如表 14-2 所示。

表 14-4 各医院所在聚类的结果

医院编号	日均住院人数	月均 X 线摄片人数	月均占病床天数	服务范围人口数	患者人均住院天数	每月使用人力	QCL_1
1	15.67	2463.00	472.92	18.00	4.45	566.52	2
2	44.02	2048.00	1339.75	9.50	6.92	596.82	2
3	20.42	3940.00	620.25	12.80	4.28	1033.15	2
4	18.74	6505.00	560.30	36.70	3.90	1603.62	2
5	49.20	6723.00	1497.60	35.70	5.50	1611.37	2
6	44.92	11520.00	1365.63	24.00	4.60	1613.27	2
7	55.48	5779.00	1687.00	43.30	5.63	1854.17	2
8	50.28	5969.00	1639.92	46.70	5.15	2160.55	2
9	94.39	8461.00	2872.33	78.70	6.18	230.58	2
10	128.02	20106.00	3655.08	180.50	6.15	3505.93	2
11	96.00	13313.00	2912.00	60.90	5.88	3571.89	2
12	131.42	10771.00	3021.00	103.70	4.88	3741.40	2
13	127.21	15543.00	3865.67	126.80	5.50	4026.52	2
14	252.90	36194.00	7684.10	157.70	7.00	10343.81	1
15	409.20	34703.00	12446.33	169.40	10.78	11732.17	1
16	463.70	39204.00	14098.40	331.40	10.78	15414.94	1
17	510.21	86533.00	15524.00	371.60	6.35	18854.45	3

由表 14-4 可见，各医院的分类结果为：编号为 14~16 的医院是第 1 类，编号为 1~13 的医院是第 2 类，17 号医院为第 3 类。

［**实例 14.2**］ 试根据表 14-5 提供的 2006 年全国各省市医疗卫生服务条件及服务效果的评价指标数据，分别对各省市医疗卫生服务水平进行省市系统聚类和各指标的系统聚类。

表 14-5 2006 年各省市医疗卫生服务条件及服务效果的指标数据

省市区	万人拥有医务人员数	万人拥有病人床位数	门诊病人人均医疗费	住院病人人均医疗费	婴儿死亡率	孕产妇死亡率	平均预期寿命
北京	108.11	51.41	259.5	12551.7	8.8	7.9	76.10
天津	75.39	39.80	170.3	7849.9	10.7	6.6	74.91
河北	40.82	23.66	116.9	3427.0	9.2	23.3	72.54
山西	53.35	32.18	127.7	3934.4	19.2	39.3	71.65
内蒙古	50.53	28.94	103.6	3669.9	29	38.6	69.87

续表

省市区	万人拥有医务人员数	万人拥有病人床位数	门诊病人人均医疗费	住院病人人均医疗费	婴儿死亡率	孕产妇死亡率	平均预期寿命
辽宁	64.77	42.06	133.0	4623.5	18.7	19.3	73.34
吉林	59.44	32.14	102.2	3758.3	24.4	30.3	73.10
黑龙江	50.25	31.33	133.6	4360.9	18.4	27.0	72.37
上海	77.62	50.48	202.0	8974.9	12.4	9.5	78.14
江苏	44.75	26.42	136.2	6298.9	15.0	11.2	73.91
浙江	52.07	28.73	145.8	7111.0	17.1	10.3	74.70
安徽	33.41	20.68	115.9	3933.5	26.1	26.9	71.85
福建	35.33	23.10	109.6	4487.0	23.0	24.6	72.55
江西	33.10	19.68	97.5	3174.2	43.0	31.4	68.95
山东	42.81	26.77	131.8	4052.7	12.9	15.7	73.92
河南	39.97	22.64	83.7	2934.9	18.5	41.2	71.54
湖北	46.46	24.37	121.6	4255.9	25.1	27.1	71.08
湖南	39.21	23.92	135.1	4172.6	38.1	34.6	70.66
广东	44.48	22.73	123.6	6440.4	15.9	17.3	73.27
广西	34.92	20.07	83.9	3457.8	44.0	29.0	71.29
海南	46.13	22.53	115.9	4485.4	29.2	41.0	72.92
重庆	34.58	22.94	121.6	4158.5	38.4	63.5	71.73
四川	34.80	23.52	91.9	3601.8	38.4	57.7	71.20
贵州	25.64	16.51	120.4	3655.4	52.4	79.3	65.96
云南	32.72	23.90	89.4	2558.3	65.8	64.0	65.49
西藏	38.79	24.43	39.5	2296.8	96.2	244.1	64.37
陕西	45.21	28.60	110.5	3770.2	22.0	32.9	70.07
甘肃	38.33	24.41	64.2	2730.0	31.5	64.8	67.47
青海	43.29	27.79	79.3	3292.4	66.3	88.5	66.03
宁夏	46.73	29.79	108.1	3862.9	37.3	44.7	70.17
新疆	60.40	39.52	108.8	3366.7	58.5	92.1	67.41

资料来源:摘录于 2007 年《中国卫生统计年鉴》

[实验目的]　理解系统聚类的应用条件和适用对象,掌握个案系统聚类和变量系统聚类分析的 SPSS 操作实现及结果解读。

(一) 个案的系统聚类

[操作步骤]

变量基本要求:一个个案标识变量,变量类型无要求;多个聚类分析变量,类型为数值型。

本例定义标识变量为:“省市区”;7 个聚类变量分别为:“万人拥有医务人员数”“万人拥有病人床位数”“门诊病人人均医疗费”“住院病人人均医疗费”“婴儿死亡率”“孕产妇死亡率”和“平均预期寿命”。

菜单操作:执行“分析(Analyze)”→“分类(Classify)”→“系统聚类(Hierarchical Cluster)”菜单命令,出现系统聚类分析界面。

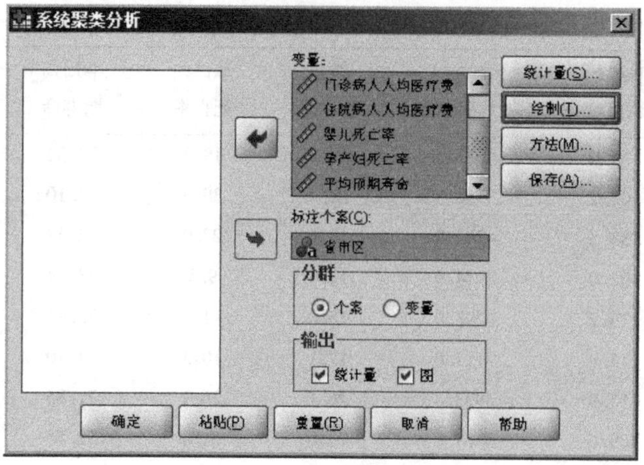

图 14-3　系统聚类界面

界面参数设置：将变量“省市区”添加到“标注个案（Label Cases by）”列表框，其他变量添加到“变量（Variable）”列表框，界面如图 14-3 所示。

单击“绘制（Plots）”按钮，在打开的界面中选择“树状图（Dendrogram）”选项；单击“保存（Save）”按钮，在打开的界面中选择“单一方案（Single Solution）”选项，并设置“聚类数（Clusters）”为 5，其他设置均按默认值，单击“确定”按钮。

[主要结果与分析]

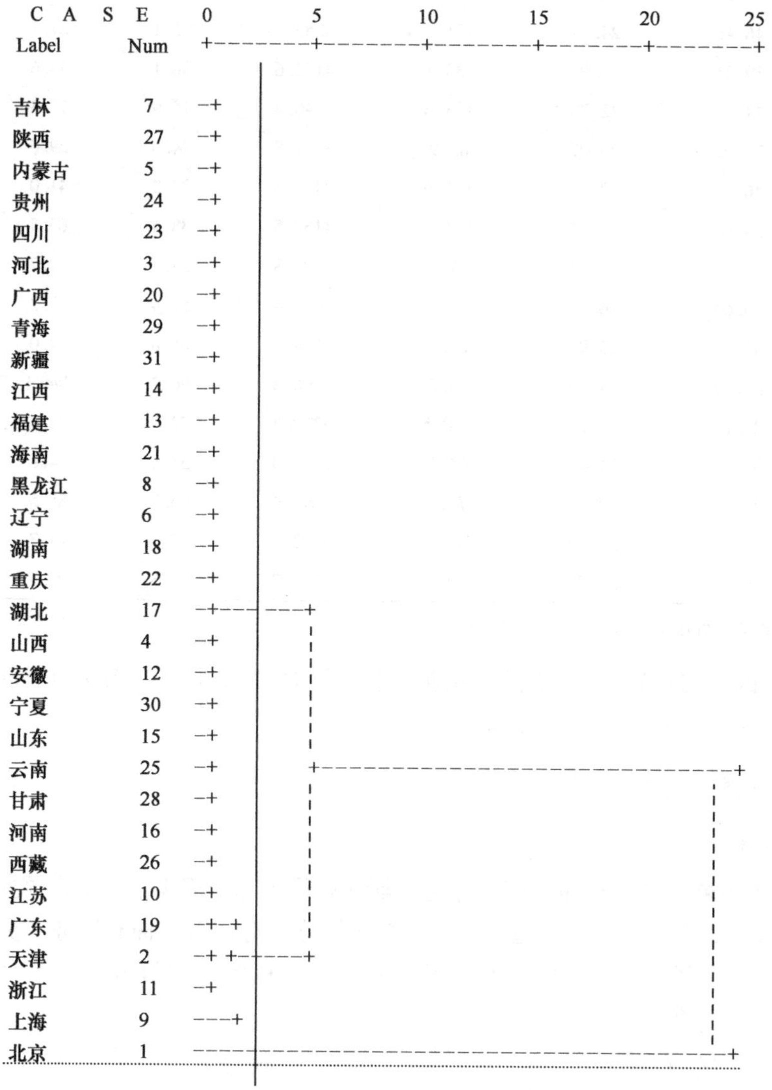

图 14-4　个案层次聚类树状图结果

树状图以躺倒树形式展现了每次类合并情况。SPSS 自动将各类间距离映射到 0~25，每条横线所对应的个案是一个聚类。随类间距离由小到大，树状图从左到右分类数由最多（每个个案作为 1 类）到最少（所有个案都归为一类），在实际中，应根据需要选择。图 14-4 中所标记的垂直实线，对应 3 个聚类。

（二）变量的系统聚类

［操作步骤］

变量基本要求：多个聚类分析变量，变量类型为数值型。

本实例变量为“万人拥有医务人员数”“万人拥有病人床位数”“门诊病人人均医疗费”“住院病人人均医疗费”“婴儿死亡率”“孕产妇死亡率”及“平均预期寿命”。

菜单操作：执行“分析（Analyze）”→“分类（Classify）”→“系统聚类（Hierarchical Cluster）”菜单命令，界面如图 14-3 所示。

界面参数设置：将除“省市区”以外的变量添加到“变量（Variable）”列表框；在“分群（Cluster）”区域选中“变量（Variables）”复选框；单击“绘制（Plots）”按钮，在打开的界面中选择“树状图（Dendrogram）”选项，其他设置均按默认，单击“确定”按钮。

［主要结果与分析］

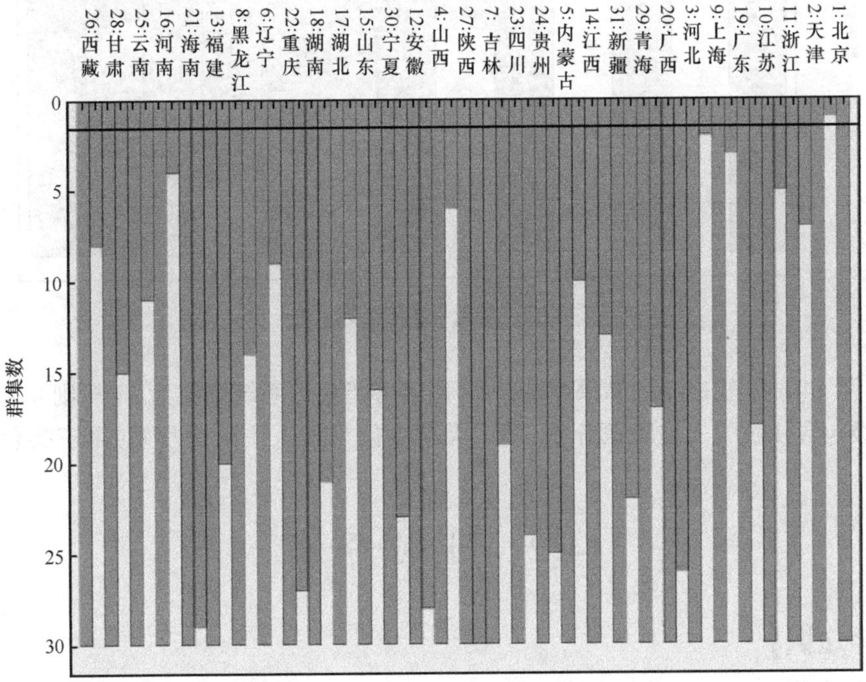

图 14-5　个案系统聚类冰柱图

在系统聚类冰柱（挂）图中，纵轴数字为聚类数，纵向的各长条类似倒挂的冰柱每隔一条代表一个个案，在聚类数对应的水平横线上，中间没有冰柱相连，即为不同聚类。图 14-5 中所标记的水平实线对应 3 个聚类。

综合图 14-4 和图 14-5 结果并结合实际，将 31 个省市区按医疗卫生服务水平分为 3 个类比较适当，其聚类结果为：①北京；②上海、浙江、天津、广东；③其他省市区。

```
        C A S E       0         5        10        15        20        25
  Label      Num      +---------+---------+---------+---------+---------+

  万人拥有      1     -+
  万人拥_1      2     -+
  婴儿死亡      5     -+
  平均预期      7     -+
  孕产妇死      6     -+-----------------------------------------------+
  门诊病人      3     -+                                               |
  住院病人      4     -+-----------------------------------------------+
```

图 14-6　变量系统聚类树状图结果

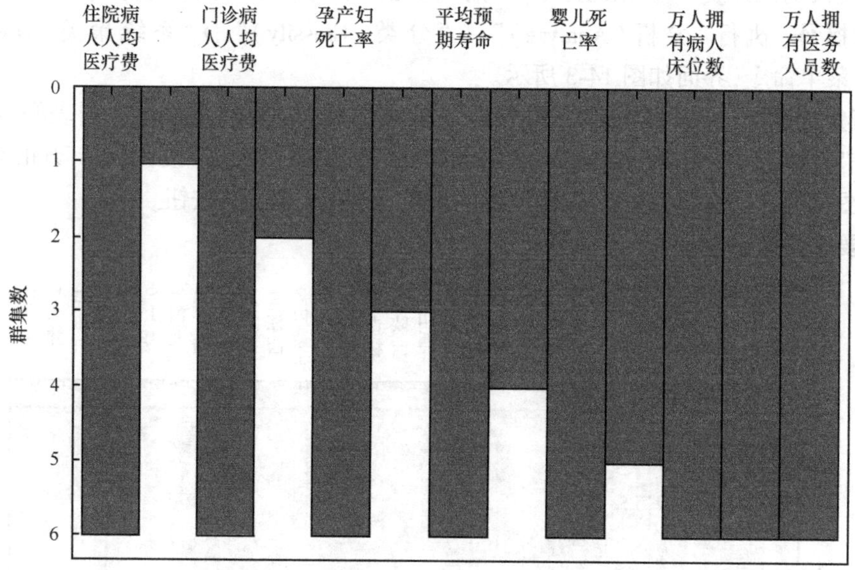

图 14-7　变量系统聚类冰柱图

综合图 14-6 和图 14-7 的结果并结合实际，若各指标的系统聚类为 3 类，则其聚类结果为：第一类包含住院病人住院医疗费；第二类包含门诊病人住院医疗费；第三类包含其他指标。

14.2　判 别 分 析

【统计学知识】

判别分析（Discriminant Analysis）是在分类确定的条件下，根据某一个案的各种特征值判别其类型归属问题的一种多元统计分析方法。

基本原理是按照一定的判别准则（如 Fisher 判别准则和 Bayes 判别准则），建立含多个自变量的一个或多个判别函数，用相当多个案的自变量数据确定判别函数中的待定系数，计算判别指标，并据此确定某一个案的类别归属。

判别分析的一般思路如下：

（1）确定一个已经明确知道类别的“训练样本”。

(2) 确定判别准则,主要有 Fisher 判别准则和 Bayes 判别准则。

Fisher 判别准则是先由 Fisher 判别函数计算个案在各维度上的坐标,从而确定各个案的具体空间点,然后计算各类质心点到个案空间点的距离,进而根据距离远近作出归类判断。

Bayes 判别准则是先建立各类的 Bayes 判别函数,再计算每个个案到各类的得分,得分最高者就归到相应类。

(3) 建立 Fisher 判别函数(可能多个,默认)或 Bayes 判别函数(可选),判别函数一般形式为

$$Y = a_1X_1 + a_2X_2 + \cdots + a_nX_n$$

式中,Y 为判别分数,$a_1,a_2,\cdots,a_n$ 为判别系数,$X_1,X_2,\cdots,X_n$ 为反映个案特征的自变量。

(4) 检验判别效果,验证判别函数用来判识的准确度。

(5) 将每个个案的自变量观测值 $x_1,x_2,\cdots,x_n$ 代入判别函数,按判别准则对个案进行分类。

【实例分析】

[实例 14.3]　表 14-6 中的数据是健康人(人群类别=1)、肝硬化症患者(人群类别=2)及冠心病患者(人群类别=3)3 类人群心电图的 5 个指标($X_1\sim X_5$),其中 19 例有确定的分类,另又测出 4 例的相关指标,试根据确定的 19 例分类样本建立判别函数,并将未确定分类的 4 例进行归类。

表 14-6　3 类人群心电图的 5 个指标数据

个案序号	X_1	X_2	X_3	X_4	X_5	人群类别
1	8.11	261.01	13.23	5.46	7.36	1
2	9.36	185.39	9.02	5.66	5.99	1
3	9.85	249.58	15.61	6.06	6.11	1
4	2.56	137.13	9.21	6.11	4.36	1
5	6.01	231.34	14.27	5.21	8.79	1
6	9.64	231.38	13.03	4.86	8.53	1
7	4.11	260.25	14.72	5.36	10.02	1
8	8.00	259.51	14.16	4.91	9.79	1
9	8.06	231.03	14.41	5.72	6.15	1
10	6.80	308.90	15.11	5.52	8.49	2
11	8.08	258.69	14.02	4..79	7.16	2
12	5.67	355.54	15.13	4.97	9.43	2
13	3.71	361.12	17.12	6.04	8.17	2
14	5.37	274.57	16.75	4.98	9.67	2
15	9.89	409.42	19.47	5.19	10.49	2
16	5.22	330.34	18.19	4.96	9.61	3
17	4.71	352.50	20.79	5.07	11.00	3
18	3.36	347.31	17.90	4.65	11.19	3
19	8.27	189.59	12.74	5.46	6.94	3
20	7.71	273.84	16.01	5.15	8.79	待定
21	7.51	303.59	19.14	5.70	8.53	待定
22	8.10	476.69	7.38	5.32	11.32	待定
23	4.71	331.47	21.26	4.30	12.72	待定

[实验目的] 理解判别分析的应用条件和适用对象,掌握其 SPSS 的操作实现。

[操作步骤]

变量基本要求:一个分组变量,变量类型为数值型;多个自变量,变量类型为数值型。自变量数据分别为各自变量的取值,分组变量取值为个案的分组编号(如 1,2,…)。

本实例定义一个分组变量“人群类别”,5 个自变量 *X*1 ~ *X*5。

菜单操作:执行“分析(Analyze)”→“分类(Classify)”→“判别(Discriminant)”菜单命令,出现判别分析界面。

界面参数设置:将变量“人群类别”添加到“分组变量(Grouping Variable)”列表框,单击“定义范围(Define Range)”按钮,定义“最小值(Min)”为 1,“最大值(Max)”为 3;将自变量 *X*1 ~ *X*5 添加到“自变量 (Independents)”列表框,如图 14-8 所示。

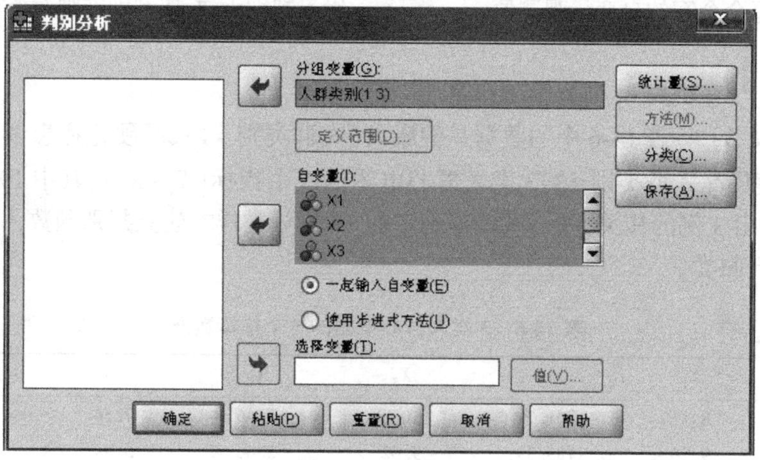

图 14-8 判别分析界面

单击“保存(Save)”按钮,在打开的界面中选择“预测组成员(Predicted Group Membership)”及“判别得分(Discriminant Scores)”选项,其他均采用默认设置,单击“确定”按钮。

[主要结果与分析]

表 14-7 分析案例处理报告

分析案例处理摘要

未加权案例		N	百分比
有效		19	82.6
排除的	缺失或越界组代码	4	17.4
	至少一个缺失判别变量	0	.0
	缺失或越界组代码还有至少一个缺失判别变量	0	.0
	合计	4	17.4
合计		23	100.0

表 14-7 表明,本次分类共 23 个个案,已经分类 19 个,尚有 4 个需要判别分类。

表 14-8　判别函数的特征值及显著性检验

Wilks 的 Lambda

函数检验	Wilks 的 Lambda	卡方	df	Sig.
1 到 2	.270	18.340	10	.049
2	.671	5.582	4	.233

特征值

函数	特征值	方差的/%	累积/%	正则相关性
1	1.488[a]	75.2	75.2	.773
2	.490[a]	24.8	100.0	.573

a. 分析中使用了前两个典型判别式函数

表 14-8 显示，本次分析利用了两个判别函数，第一个判别函数特征值为 1.488，第二个为 0.49，判别函数特征值越大，该函数区分度越高，显然第一个判别函数区分度更高。

Wilks 的 Lambda 检验中，“1～2”指两个判别函数的均值在 3 个类别间的差异检验；“2”指不考虑第一个判别函数，第二个判别函数在 3 个类别间的差异检验。显然只有“1～2”的 Sig=0.049 小于 0.05，说明两个判别函数的均值在 3 个类别间的差异有统计学意义，而第二个判别函数在 3 个类别间的差异无统计学意义。

表 14-9　判别系数表

标准化的典型判别式函数系数

	函数	
	1	2
X1	.542	.320
X2	-1.235	1.652
X3	-.454	-1.497
X4	1.032	.304
X5	1.514	-.239

由表 14-9 可得到两个 Fisher 判别函数为

$$Y_1 = 0.542X_1 - 1.235X_2 - 0.454X_3 + 1.032X_4 + 1.514X_5$$

$$Y_2 = 0.32X_1 + 1.652X_2 - 1.497X_3 + 0.304X_4 - 0.239X_5$$

表 14-10　各组质心处的空间点坐标

组质心处的函数

人群类别	函数	
	1	2
1	1.177	.045
2	-1.142	.681
3	-.935	-1.122

在组均值处评估的非标准化典型判别式函数

表 14-10 是两个判别函数在各质心点的取值。将各个案的自变量观测值代入上述两个判别函数，就可确定各个案的空间点坐标，见表 14-11 的 Dis1_1 列和 Dis2_1 列，再通过求每个待定个案的空间点到各组质心的距离，则待定个案归到相应距离最小的类中，结果见表 14-11 的 Dis_1 列。可见，待定的 4 个个案的分类结果是序号为 20、21、23 的都归到 3 类，序号为 22 的归到 2 类。

表 14-11　分类结果保存数据表

个案序号	X_1	X_2	X_3	X_4	X_5	人群类别	Dis_1	Dis1_1	Dis2_1
1	8.11	261.01	13.23	5.46	7.36	1	1	0.44061	1.06789
2	9.36	185.39	9.02	5.66	5.99	1	1	2.49013	1.83754
3	9.85	249.58	15.61	6.06	6.11	1	1	1.00421	0.11047
4	2.56	137.13	9.21	6.11	4.36	1	1	1.63445	−0.11645
5	6.01	231.34	14.27	5.21	8.79	1	1	10.7868	−1.11016
6	9.64	231.38	13.03	4.86	8.53	1	1	1.08350	−0.07450
7	4.11	260.25	14.72	5.36	10.02	1	1	1.33030	−0.83373
8	8.00	259.51	14.61	4.91	9.76	1	1	1.07615	−0.27191
9	8.06	231.03	14.41	5.72	6.15	1	1	0.45688	−0.20815
10	6.80	308.90	15.11	5.52	8.49	2	2	−0.16173	1.08074
11	8.08	258.69	14.02	4.79	7.16	2	2	−1.42383	0.07410
12	5.67	355.54	15.13	4.97	9.43	2	2	−1.96698	1.80524
13	3.71	361.12	17.12	6.04	8.17	2	2	−1.45756	1.42324
14	5.37	247.57	16.75	4.98	9.67	2	3	−0.28020	−1.67854
15	9.89	409.42	19.47	5.19	10.49	2	2	−1.56401	1.38248
16	5.22	330.34	18.19	4.96	9.61	3	3	−1.93282	−0.89808
17	4.71	352.50	20.79	5.07	11.00	3	3	−1.56054	−1.98711
18	3.36	347.31	17.90	4.65	11.19	3	3	−2.05735	−0.89740
19	8.27	189.59	12.74	5.46	6.94	3	1	1.81013	−0.70566
20	7.71	273.84	16.01	5.15	8.79	.	3	0.05194	−0.69538
21	7.51	303.59	19.14	5.70	8.53	.	3	−0.15601	−1.30139
22	8.10	476.69	7.38	5.32	11.32	.	2	−0.24358	10.45938
23	4.71	331.47	21.46	4.30	12.72	.	3	−1.51345	−3.67831

【思考题】

1. 聚类分析与判别分析的区别与联系有哪些？
2. 系统聚类分析中的 Q 型聚类和 R 型聚类的含义分别是什么？

【实验案例】

［**案例 14.1**］　测量 12 名大学生对统计学学习的心理状况和学习效果，主要包括 4 个因素，即学习动机、学习态度、自我感觉和学习效果，观测数据如表 14-12 所示，试将 12 名学

生分成 3 类，以分析不同心理状态下学生的学习效果。

表 14-12　统计学学习心理和效果观测数据表

编号	学习动机	学习态度	自我感觉	学习效果
1	40	80	54	44
2	37	73	56	46
3	43	70	75	58
4	50	77	85	77
5	47	87	89	63
6	67	80	84	69
7	77	37	57	100
8	80	37	73	82
9	83	40	76	96
10	87	43	75	91
11	60	57	70	85
12	70	50	69	90

[**案例 14.2**]　已知 20 名儿童的血中，钙、镁、铁、锰、铜、血红蛋白的含量如表 14-13 所示，试对数据进行变量聚类分析。

表 14-13　20 名儿童血中各元素含量表

序号	钙	镁	铁	锰	铜	血红蛋白
1	47.31	28.55	294.7	0.005	0.84	7.0
2	73.89	32.94	312.5	0.064	1.15	7.25
3	69.69	40.01	416.7	0.012	1.35	11.0
4	60.17	33.67	383.2	0.001	0.91	11.25
5	61.23	37.35	446.0	0.022	1.38	11.50
6	54.04	34.23	405.6	0.008	1.3	11.75
7	60.35	38.20	394.4	0.001	1.14	12.0
8	86.12	43.79	440.1	0.017	1.77	12.25
9	54.89	30.88	448.7	0.012	1.01	12.5
10	43.67	26.18	395.8	0.001	0.59	12.75
11	58.50	37.67	456.6	0.012	1.01	14.25
12	64.74	39.18	469.8	0.005	1.22	14.0
13	53.81	52.86	425.6	0.004	1.22	13.75
14	72.49	42.61	467.3	0.008	1.64	13.0
15	54.89	30.86	448.7	0.012	1.01	13.5
16	72.28	40.12	430.8	0	1.2	10.8
17	55.13	33.02	445.8	0.012	0.92	10.5
18	70.08	36.81	409.8	0.012	1.19	10.6
19	63.05	35.07	384.1	0	0.85	10.0
20	48.75	30.53	342.9	0.018	0.92	9.75

[**案例 14.3**] 为研究某区域的人口死亡状况，已经将序号为 1～15 的地区划分为 3 类，所用分析指标包括：X_1 0 岁组死亡概率，X_2 1 岁组死亡概率，X_3 10 岁组死亡概率，X_4 55 岁组死亡概率，X_5 80 岁组死亡概率，X_6 平均预期寿命，各指标原始数据如表 14-14 所示，试建立判别函数，并判定序号为 16～19 待判定地区属于哪一类。

表 14-14 各地区死亡概率(%)及预期寿命数据表

序号	X_1	X_2	X_3	X_4	X_5	X_6	类别
1	34.16	7.44	1.12	7.87	95.19	69.3	1
2	33.06	6.34	1.08	6.77	94.08	69.7	1
3	36.26	9.24	1.04	8.97	97.37	68.8	1
4	40.17	13.45	1.43	13.88	93.25	66.2	1
5	50.06	23.03	2.83	23.74	95.13	63.3	1
6	33.24	6.24	1.18	22.9	92.52	65.4	2
7	32.22	4.22	1.06	20.7	96.91	68.7	2
8	41.15	10.08	2.32	32.84	94.62	65.8	2
9	53.04	25.74	4.06	34.87	93.32	63.5	2
10	38.03	11.20	6.07	27.84	93.60	66.8	2
11	34.03	5.41	0.07	5.21	90.11	69.5	3
12	32.11	3.02	0.09	3.14	85.13	70.8	3
13	44.12	15.02	1.08	15.15	96.33	64.8	3
14	54.17	25.03	2.11	25.15	94.42	63.7	3
15	28.07	2.01	0.07	3.02	81.22	68.3	3
16	50.22	6.66	1.08	22.54	97.41	65.2	待定
17	34.64	7.33	1.11	7.78	95.16	69.3	待定
18	33.42	6.22	1.12	22.95	96.92	68.3	待定
19	44.02	15.36	1.07	16.45	93.21	64.2	待定

第15章 对应分析

【统计学知识】

一、对应分析的基本思想

对应分析(correspondence analysis)也称为关联分析,是在R型和Q型因子分析的基础上发展起来的一种多元相关变量统计分析方法,因此又称为R-Q型因子分析。通过分析由定类变量构成的交互列联表来揭示变量间的联系,可以揭示同一变量的各个类别之间的差异,以及不同变量各个类别之间的对应关系。对应分析是一种视觉化的数据分析方法,它能够将几组看不出任何联系的数据,通过视觉上可以接受的定位图展现出来。

在因子分析中,如果研究对象是个案,则需采用Q型因子分析;如果研究对象是变量,则需采用R型因子分析。但是,这两种分析方法往往是相互对立的,必须分别对个案和变量进行处理。因此,因子分析对于分析个案的属性和个案之间的内在联系比较困难,因为个案的属性是变量,而个案是固定的,于是产生了对应分析法。对应分析克服了上述缺点,它综合了R型和Q型因子分析的优点,并将它们统一,使得由R型的分析结果很容易得到Q型的分析结果,这就克服了Q型分析计算量大的困难。更重要的是,可以把变量和个案的载荷反映在相同的公共因子轴上,这样就把变量和个案联系起来,便于解释和推断。

对应分析的基本思想:首先,将行、列变量的实际观测频数的交叉列联表经过数据转换得到标准化残差数据矩阵;其次,计算其行间及列间的相关系数,得到两个相关系数矩阵;再次,基于两个相关系数矩阵分别进行因子分析,得到行因素各类别的因子负荷和列因素各类别的因子负荷;最后,在二维因子轴上作对应分析图,得到一张散点图,从而将表格中包含的类别关联信息用各散点空间位置关系的形式表现出来。

二、对应分析的基本步骤

设实际观测频数为$R\times C$列联表,行、列分别表示两个因素的r个水平和c个水平,将列联表中的实际观测频数记为$O=\{o_{ij}\}$。

(1) 数据变换。首先对列联表数据进行变换

$$z_{ij}=\frac{o_{ij}-e_{ij}}{e_{ij}}\quad(i=1,2,\cdots,r;\quad j=1,2,\cdots,c)$$

式中,e_{ij}是行因素与列因素互相独立时的理论频数,且$e_{ij}=\frac{R_iC_j}{N}$(R_i表示第i行实际频数合计,C_j表示第j列实际频数合计,N表示实际频数总合计);z_{ij}是标准化残差,即标准化残差=(观察频数-理论频数)/理论频数。

(2) 计算两个相关矩阵。利用变换后的r行c列标准化残差数据矩阵$\boldsymbol{Z}=(z_{ij})$,计算每两行的相关系数,可得一个相关系数矩阵$\boldsymbol{R}_A$;再计算每两列的相关系数,可得另一个相关系

数矩阵 $\boldsymbol{R}_B$。$\boldsymbol{R}_A$ 和 $\boldsymbol{R}_B$ 具有相同的非零特征根(也称为惯量),但特征向量不同。

(3) 基于 $\boldsymbol{R}_A$ 作一次因子分析,得到行因素各类别的因子负荷;基于 $\boldsymbol{R}_B$ 作一次因子分析,得到列因素各类别的因子负荷。

(4) 在二维因子轴上作对应分析图(或称为因子负荷图)。

(5) 根据对应分析图的结果找出对应关系,并探索背后的因果联系。

【实例分析】

[实例 15.1] 一项关于某地吸烟程度与不同血压类型的相关性研究,经调查并整理汇总,得到实际观测频数列联表,如表 15-1 所示。试对吸烟程度与不同类型高血压进行对应分析。

表 15-1 吸烟程度与不同血压类型列联表

血压类型	吸烟程度				合计
	不吸烟	轻度吸烟	中度吸烟	过量吸烟	
正常血压	939	191	288	204	1622
单纯舒张压高	140	21	60	44	265
单纯收缩压高	67	14	20	25	126
舒张压、收缩压均高	292	67	111	106	576
合计	1438	293	479	379	2589

[实验目的] 理解对应分析的基本思想和适用对象,掌握其 SPSS 操作实现。

[操作步骤]

变量基本要求:根据样本数据的形式不同,有以下两种方式:

(1) 样本数据为原始数据,这时要求有行、列两个待检验的属性变量,变量类型为数值型。两个样本数据分别为行、列两个属性变量的取值。

(2) 汇总的列联表数据,这时要求有 3 个变量,即频数变量、频数所在的行变量及频数所在的列变量,频数变量的类型为数值型,且需要加权处理;其余两个为数值型或字符型。频数变量的取值是列联表的交叉频数,而行、列两个属性变量的取值是各频数对应的行和列。

本实例为汇总列联表数据,定义 3 个变量:频数变量“交叉频数”录入列联表的所有频数;行变量“血压类型”和列变量“吸烟程度”分别录入各频数对应的行和列。

菜单操作:

(1) 变量加权。执行“数据(Data)”→“加权个案(Weight Cases)”菜单命令,将频数变量“交叉频数”添加到“频率变量(Frequency Variable)”列表框,单击“确定” 按钮。

(2) 对应分析。执行“分析(Analyze)”→“降维(Dimension Reduction)”→“对应分析(Correspondence Analysis)”菜单命令,出现对应分析界面。

界面参数设置:将行变量“血压类型”添加到“行(Row)”列表框,单击“定义范围(Define Range)”按钮,在“最小值(Minimum Value)”数值框中输入 1,在“最大值(Maximum Value)”数值框中输入 4,并单击“更新(Update)”按钮;将列变量“吸烟程度”添加到“列(Column)”列表框,单击“定义范围(Define Range)”按钮,在“最小值(Minimum Value)”数值框中输入 1,在“最大值(Maximum Value)”数值框中输入 4,并单击“更新(Update)”按钮,其他采用默认值,单击“确定”按钮,界面如图 15-1 所示。

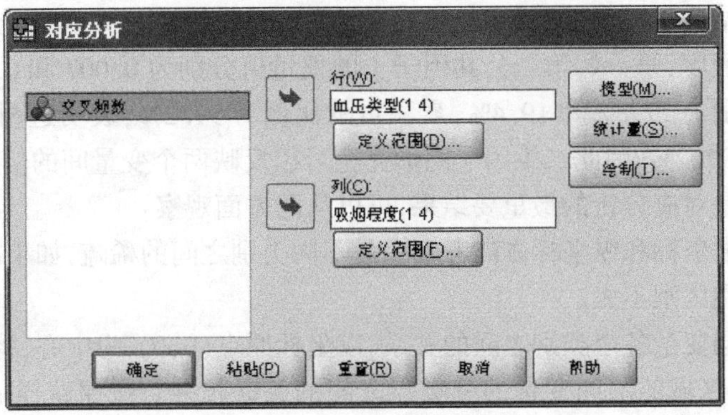

图 15-1　对应分析界面

[主要结果与分析]

表 15-2　对应分析摘要表

摘要

维数					惯量比例		置信奇异值	
								相关
	奇异值	惯量	卡方	Sig.	解释	累积	标准差	2
1	.086	.007			.778	.778	.020	.011
2	.043	.002			.194	.972	.019	
3	.016	.000			.028	1.000		
总计		.009	24.489	.004[a]	1.000	1.000		

a. 9 自由度

由表 15-2 可见，吸烟程度与不同类型高血压相关性的χ^2 检验中，统计量值$\chi^2=24.489$，伴随概率 $P=0.004$，说明两者相关性有统计学意义。

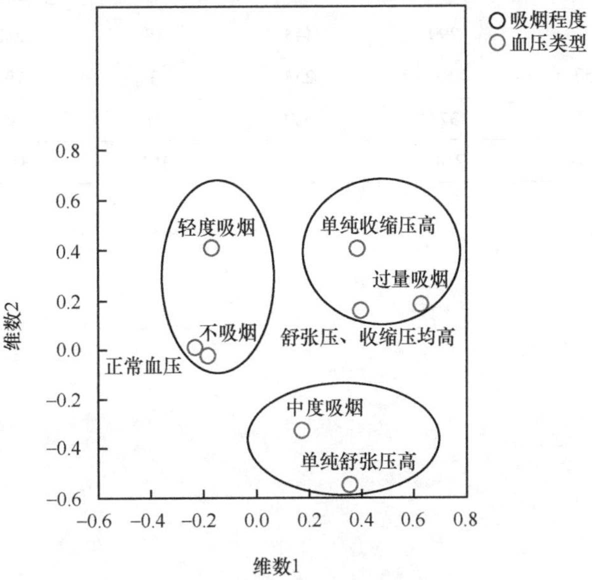

图 15-2　吸烟程度与不同血压类型对应分析图

表中维数是指公共因子,惯量是指特征值,用于说明各个公共因子能够解释列联表中两个变量关系的程度,第一和第二公共因子上的惯量值分别为 0.007 和 0.002,对应右侧的惯量贡献比例分别为 77.8% 和 19.4%,累积贡献比例为 97.2%,表明这两个公共因子能够解释总信息量的 97.2%,因此二维因子图形完全可以反映两个变量间的信息。

对应分析图是对应分析的最重要结果,可以从两方面观察:

(1) 分别从横坐标和纵坐标方向考察变量不同类别之间的稀疏,如果靠得近,则说明在该维度上这些类别区别不大。

(2) 比较不同变量各个类别之间的关系,以坐标原点(0,0) 为中心,将平面划分成不同的区域,位于相同区域的不同变量的分类点之间的关联较强。按照这样的规则,由图 15-2 可以看出,吸烟程度与不同类型高血压存在一定的对应关系:不吸烟或轻度吸烟与正常血压相关联;中度吸烟与单纯舒张压高相关联;过量吸烟与单纯收缩压高及收缩压、舒张压均高关联度最密切。

【思考题】

1. 对应分析的主要作用是什么?有何主要特点?
2. 对应分析和因子分析的主要区别是什么?

【实验案例】

[**案例 15.1**] 一项关于 12 209 味中药的性与味相关性的研究,经整理汇总得到实际频数列联表如表 15-3 所示,试对中药的性与味进行对应分析。

表 15-3 12209 味中药的性与味列联表

味	性					合计
	寒	凉	平	热	温	
甘	647	519	1297	14	815	3292
苦	1504	904	945	23	775	4151
酸	224	290	443	10	282	1249
咸	252	58	253	3	197	763
辛	357	372	600	71	1354	2754
合计	2984	2143	3538	121	3423	12209

参考文献

陈平雁 . 2005. SPSS 13. 0 统计软件分析教程 . 北京:人民卫生出版社 .
杜智敏 . 2010. 抽样调查与 SPSS 应用 . 北京:电子工业出版社 .
方积乾 . 2008. 卫生统计学 . 第 6 版 . 北京:人民卫生出版社 .
贺佳,尹平 . 2012. 医学统计学 . 北京:高等教育出版社 .
黄润龙 . 2004. 数据统计与分析技术——SPSS 软件实用教程 . 北京:高等教育出版社 .
金丕焕,陈峰 . 2009. 医用统计方法 . 第 3 版 . 上海:复旦大学出版社 .
李晓松 . 2008. 医学统计学 . 北京:高等教育出版社 .
李志辉,罗平 . 2005. SPSS for Windows 统计分析教程 . 第 2 版 . 北京:电子工业出版社 .
刘金兰 . 2007. 管理统计学 . 天津:天津大学出版社 .
刘子君 . 2004. SPSS for Windows 统计分析 . 沈阳:东北大学出版社 .
卢纹岱 . 2007. SPSS for Windows 统计分析 . 北京:电子工业出版社 .
阮桂海 . 2005. 数据统计与分析——SPSS 应用教程 . 北京:北京大学出版社 .
苏金明,傅荣华,周建斌,等 . 2001. 统计软件 SPSS for Windows 使用指南 . 北京:电子工业出版社 .
孙海双 . 2009. 临床统计方法与 SPSS 应用 . 北京:科学出版社 .
谭荣波,梅晓仁 . 2007. SPSS 统计分析实用教程 . 北京:科学出版社 .
王洁贞,李颖琰,陈冠民 . 2002. 医学统计学 . 郑州:郑州大学出版社 .
王彤 . 2008. 医学统计学与 SPSS 软件应用 . 北京:北京大学医学出版社 .
王在翔 . 2008. 社会统计理论与实践 . 青岛:中国海洋大学出版社 .
吴明隆 . 2003. SPSS 统计与应用实务——问卷分析与应用统计 . 北京:科学出版社 .
宇传华 . 2007. SPSS 与统计分析 . 北京:电子工业出版社 .
袁克定 . 2005. 数据统计分析与实践——SPSS for Windows. 北京:高等教育出版社 .
张文彤 . SPSS 统计分析基础教程 . 北京:高等教育出版社 .
章文波,陈红艳 . 2006. 实用数据统计分析及 SPSS 12. 0. 北京:人民邮电出版社 .
祝国强 . 2009. 医药数理统计方法 . 第 2 版 . 北京:高等教育出版社 .